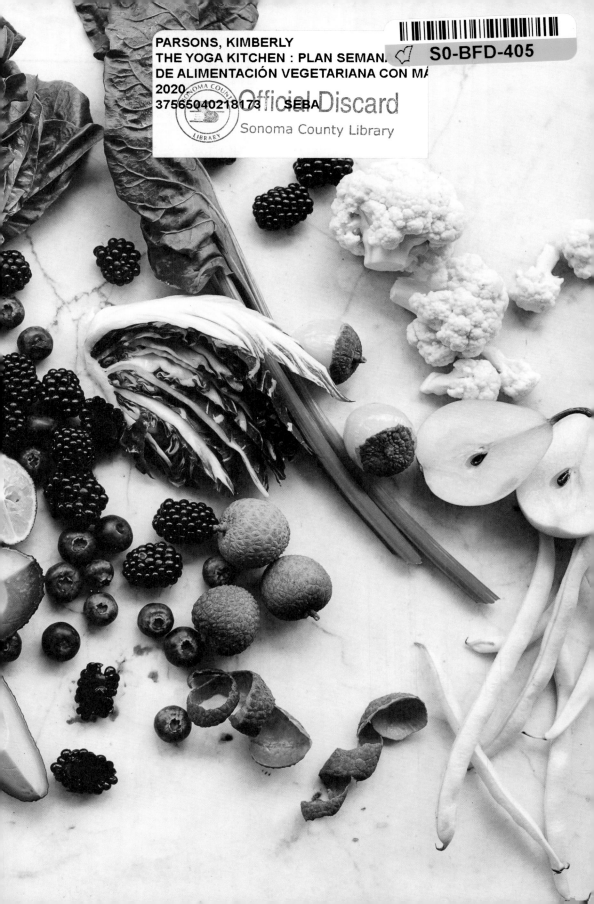

KIMBERLY PARSONS

Yoga Kitchen

PLAN SEMANAL DE ALIMENTACIÓN VEGETARIANA CON MÁS DE 70 RECETAS

Fotografías de Laura Edwards

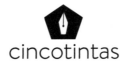

cincotintas

CONTENIDOS

BIENVENIDO AL PLAN DE YOGA Y ALIMENTACIÓN

Bienvenido al mundo de *Yoga Kitchen*. Le presento otro estilo de vida: una semana de inmersión en el yoga y cuatro semanas de menús vegetarianos que le guiarán en un viaje personal y espiritual por los chacras.

Los hábitos que diariamente cultivará durante este programa interiorizarán la práctica del yoga y aumentarán la disciplina que requiere este estilo de vida. Del mismo modo, su mente, su cuerpo y su alma se nutrirán cada día con tres recetas fáciles de preparar que siguen mis principios de alimentación saludable, encaminada a aumentar la calma, la claridad y la energía.

Ahondará en el estilo de alimentación tradicional yóguica, siguiendo un modelo de alimentación sátvica (pura). Las recetas son lactovegetarianas —aunque también las hay estrictamente vegetarianas, señaladas así: «(v)»—, lo cual significa que en la dieta predominan frutas, hortalizas y productos lácteos, excluyendo de ella los alimentos estimulantes, como huevos, ajo, cebolla, y los que contienen cafeína, por su efecto perturbador de la mente.

Deseo que este libro le acerque a una auténtica conexión con su interior, y que la práctica del yoga le ayude a encontrar su verdadera paz interior y la libertad.

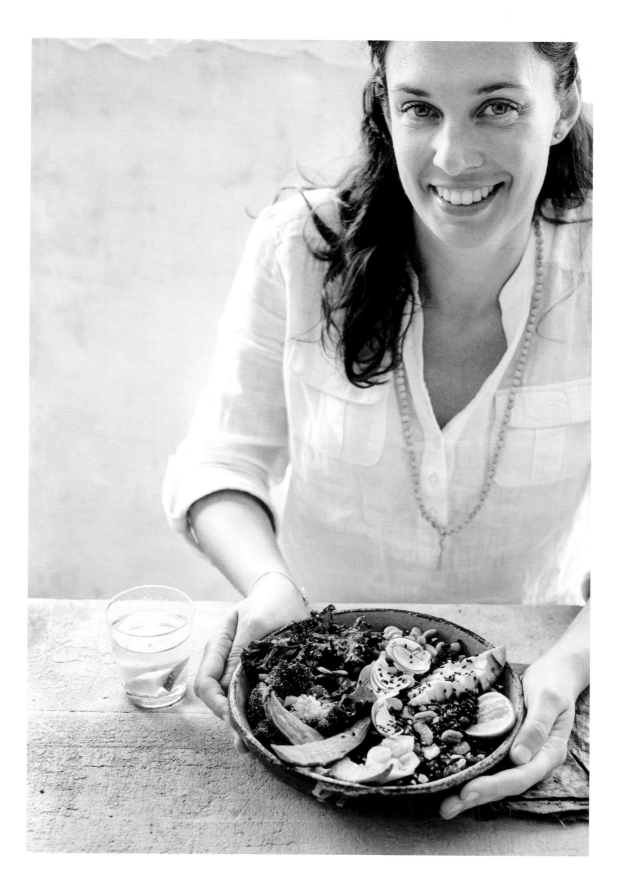

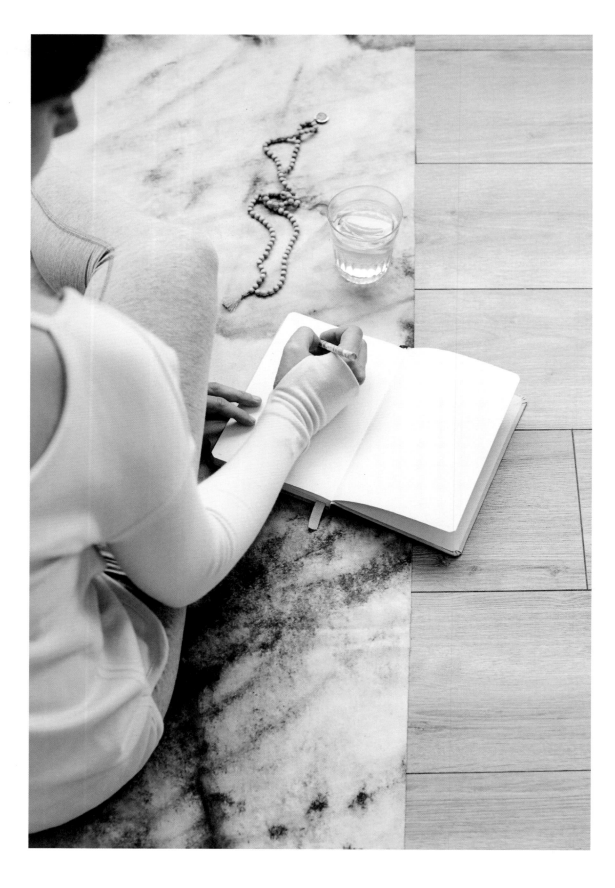

¿POR QUÉ UN ESTILO DE VIDA YOGUI?

La práctica del yoga me ha enseñado que el verdadero reto consiste en adoptar un estilo de vida acorde con esta filosofía. Todo el esfuerzo que dedico a la práctica de cada asana en la esterilla es una prueba para después aplicar los valores del yoga en mi vida diaria. He aprendido que el yoga es una disciplina física que implica una intención espiritual, porque la capacidad de ser siempre amable, honesto y conservar la calma ante la adversidad puede parecer imposible en ocasiones. Sin embargo, merece la pena esforzarse para conseguirlo, por varias razones.

Desde el punto de vista físico, el yoga reduce el estrés y mejora la postura, la circulación y la digestión, a la vez que mantiene las articulaciones flexibles y los músculos tonificados. Puede ayudar a perder peso y alivia los síntomas de la depresión, y de paso constituye la mejor dieta antiedad. El yoga, además, mitiga el sufrimiento cotidiano, la frustración, y aumenta la amabilidad y la compasión. Es decir, tonifica el cuerpo mientras nos estabiliza interiormente.

En el antiguo idioma sánscrito la palabra *yoga* se usa para nombrar cualquier tipo de conexión. Si lo aplicamos a la experiencia humana, nos sirve para celebrar la unión de mente, cuerpo y espíritu. A nivel esencial, el yoga es un proceso de toma de consciencia de quiénes somos en realidad. De modo que al practicarlo conseguimos calmar la mente y unirnos con lo divino para actuar con verdad y autenticidad.

Con los años he disfrutado del privilegio de observar, en primera persona, los cambios positivos que logra en nuestras vidas combinar diariamente asanas y una alimentación saludable. Los asistentes a mis retiros de yoga me han servido de maestros al mostrarme lo poderosa que es esta combinación cuando se pone en práctica. Deseo con este libro ayudar a todo aquel que quiera darse cuenta de esta unión tan poderosa, para que alcance el mismo estado de serenidad, claridad y bienestar que los alumnos de mis retiros.

EL SISTEMA ENERGÉTICO DE LOS CHACRAS

El plan para siete días se basa en los chacras, es decir, los discos de energía que tenemos repartidos por el cuerpo. Hay siete chacras principales, situados desde la base de la columna hasta la coronilla. Para visualizar estos chacras, imagine que son como ruedas de energía que giran actuando como puntos de unión de materia y conciencia, perfectamente alineadas a lo largo de la columna. A menudo ayudo a otros a visualizar la energía que recorre por su cuerpo, estableciendo una comparación fisiológica con el sistema linfático. El sistema linfático cubre cada parte del organismo con vasos situados justo debajo de la piel. Es como si la energía circulara por estos vasos viajando hasta las ruedas de los chacras, que serían como los órganos o nódulos linfáticos. Cada chacra acumula la energía en su «rueda», y por lo tanto se procesa del mismo modo que el sistema linfático hace con los fluidos linfáticos.

La energía invisible que recorre este sistema es la fuerza vital, *chi* o prana. Es lo que nos mantiene dinámicos, sanos y vivos. Cada uno de los chacras juega un papel en el equilibrio energético, y durante mucho tiempo ha sido el método tradicional que los yoguis empleaban para comprender la anatomía de lo que se denomina el cuerpo sutil. Para interpretar y ayudarle a comprender mejor los beneficios prácticos de los chacras, destacaré los siguientes tres aspectos fundamentales:

CONSEGUIR EQUILIBRIO

Al centrar la atención en una o más características del chacra, favorecemos las cualidades que este representa. Así, siendo conscientes de la energía sutil de cada chacra —como la seguridad, el poder, el amor o la visión— activamos su potencial.

DESARROLLAR EL FLUJO ENERGÉTICO

Tradicionalmente, los chacras se conocen como portales a través de los cuales nuestra energía vital –prana– se mueve a través de la mente y el cuerpo. Esta energía se transforma en expresiones mentales, físicas y emocionales, como por ejemplo en «apoyo», una característica del chacra de la raíz que se asocia a sentimientos de independencia, pertenencia y estabilidad.

Un enfoque práctico para dejarse fluir con las propias energías consiste en examinar qué fortalezas o debilidades caracterizan a cada chacra, con el fin de trabajar las debilidades (físicas, mentales o emocionales) y aumentar las fortalezas.

POTENCIAR EL BIENESTAR

Los chacras nos permiten establecer nuestra vida y nuestro cuerpo de manera holista, como un todo. Desde este espacio es sencillo acceder a unos niveles donde podemos activar los potenciales ocultos y despertar a la realización personal.

Siguiendo el programa que he diseñado, usted trabajará un chacra cada día. Empezará con el chacra de la raíz, y se concentrará en buscar su base de tierra estable, es decir, cuál es su verdadera esencia. Luego, a lo largo de la semana, ascenderá hasta el chacra de la corona, donde le espera la verdadera conexión con su consciencia.

LOS CHACRAS UNO A UNO

Además de tener unas características propias, cada chacra está asociado a un color. Para más información, véanse las pp. 16-29.

CHACRA DE LA RAÍZ

Supervivencia / Cimientos / Estabilidad / Seguridad / Protección / Apoyo / Familia / Sensación de pertenencia / Comunidad

Cuando uno necesita sentirse seguro, protegido, enérgico, dinámico, equilibrado; experimentar sensación de pertenencia al grupo y a la comunidad; crear un santuario para sentirse como en casa.

CHACRA DEL SACRO

Relaciones / Sexualidad / Empatía / Placer / Bienestar / Conexión / Cambio / Sentimientos y emociones / Creatividad

Cuando uno necesita autoconfianza, conexión con todo lo que le rodea y consigo mismo; afrontar cambios y relacionarse con los demás; mover el cuerpo, sentir placer, expresar su sexualidad.

CHACRA DEL PLEXO SOLAR

Voluntad / Poder / Alegría / Motivación / Autoestima / Transformación / Identidad / Vitalidad

Cuando uno necesita sentirse lleno de energía, firme, poderoso, feliz, dichoso, esperanzado; cuando desea sentirse empoderado o en paz consigo mismo; expresar su individualidad y su fuerza de voluntad.

CHACRA DEL CORAZÓN

Compasión / Amor / Sinceridad / Deseo de autoaceptación / Emociones equilibradas / Armonía / Perdón / Gratitud / Devoción / Cariño / Sanación

Cuando uno se siente cuidado, amado, genuino, juvenil, rejuvenecido, inteligente; cuando necesita cultivar la gratitud y la sanación.

CHACRA DE LA GARGANTA

Comunicación / Expresión / Verdad / Autenticidad / Integración

Cuando uno necesita hablar y escuchar sinceramente; vivir de forma auténtica; sentirse tranquilo, firme e integrado tanto en su mundo interior como en el exterior; cuando corazón y mente están en conflicto.

CHACRA DEL TERCER OJO

Conocimiento / Intuición / Percepción / Sabiduría / Imaginación / Meditación / Reflexión

Cuando uno necesita concentrarse y focalizar; cultivar la sofisticación, el misterio y la sabiduría; expandir la perspectiva y la imaginación.

CHACRA DE LA CORONA

Consciencia / Unificación / Pureza / Bendición / Divinidad / Espiritualidad / Simplicidad / Claridad

Cuando uno necesita sentirse limpio, puro, claro; cuando abunda la sensación de espiritualidad y conexión; cuando las intenciones conectan con una consciencia elevada.

PRANAYAMA

Exploremos ahora el fundamento del yoga: la respiración. Aunque es algo que solemos pasar por alto, respirar no solo nos mantiene vivos al oxigenar el organismo, sino que también nos mantiene conectados con nuestra energía interior. El aliento es el vínculo del alma con el cuerpo, la mente y las emociones. Nos nutre y siempre nos acompaña. Es como enviar un correo electrónico al sistema nervioso con el simple mensaje de que se relaje.

Al practicar yoga se suelen recibir instrucciones para inspirar y espirar; mediante la respiración consciente uno es capaz de navegar por diferentes niveles de consciencia. Conectar con la propia respiración nos trae al momento presente, y nos permite olvidar el pasado y el futuro para concentrarnos en el instante de la respiración. Por eso la respiración consciente es una forma de meditación. Cultivar la respiración consciente se convertirá en uno de los ejercicios diarios de este plan de recetas y yoga, y le enseñaré lo fácil que es incluirla en los hábitos diarios. Pero antes avancemos para ver por qué la respiración es tan beneficiosa.

A menudo la mente está pensando una cosa mientras el cuerpo se ocupa de otra. Como resultado, mente y cuerpo no van a la par. Tomar consciencia de la inspiración y la espiración aúna mente y cuerpo, porque ambos deben concentrarse en lo mismo, y cuando se respira de forma consciente se activa una parte distinta del cerebro. La respiración inconsciente está controlada por el bulbo raquídeo, en el tronco encefálico, que es la parte primitiva del cerebro, mientras que la respiración consciente viene de las áreas más evolucionadas de la corteza cerebral. Al activar la corteza cerebral, cuando respiramos profundamente con el estómago, indicamos a la mente que estamos relajados. A nivel físico, la respiración abdominal también aporta más oxígeno a todo el organismo.

En esencia, al respirar conscientemente tenemos poder para controlar los aspectos del cerebro que nos dominan y, por lo tanto, la consciencia pasa desde un nivel primitivo e instintivo a otro más evolucionado, ¡el estado ideal para el yoga! No obstante, la magia de la respiración empieza cuando se controla la expulsión del aire. Mientras inspiramos, la mente se halla más calmada y uno es capaz de aguantar la respiración más tiempo sin sentirse incómodo. Pero después de la espiración se produce la necesidad natural de aspirar inmediatamente de nuevo. Y es al relajar esta tendencia natural, cuando alcanzamos un nivel más elevado de consciencia. Por suerte, tengo la técnica respiratoria perfecta que le ayudará a dominar la habilidad de calmar la mente entre inhalación e inhalación.

Al respirar, uno también libera del cuerpo productos de desecho y toxinas. Sin embargo, la mayoría apenas utilizamos una tercera parte de la capacidad respiratoria, de modo que las células no consiguen eliminar estas toxinas tan fácilmente.

A continuación le explicaré las tres técnicas de respiración consciente que utilizaremos en nuestro plan de yoga. Si en cualquier momento del programa desea refrescar las técnicas, regrese a estas páginas.

* Nota para embarazadas: céntrese en tomar consciencia de su respiración, en lugar de aguantarla. Los expertos recomiendan que las mujeres en este estado eviten aguantar la respiración. Evite también aspirar aire profundamente, de manera rápida y forzada, ya que provoca una sensación de debilidad y mareo.

EJERCICIOS RESPIRATORIOS

EL ALIENTO DE LA VIDA

Por la mañana una respiración profunda despierta los sentidos al oxigenar todas las células del organismo, y ayuda al cuerpo a expulsar toxinas acumuladas durante el sueño.

1. Póngase de pie con los brazos alineados con el cuerpo. Espire por la nariz, vaciando los pulmones por completo (lo ideal es que todas las inspiraciones y espiraciones sean por la nariz).

2. Inmediatamente aspire profundamente por la nariz, levante los brazos lentamente por encima de la cabeza y una las palmas de las manos. Luego póngase de puntillas alzando los talones del suelo todo lo que pueda.

3. Aguante la respiración contando hasta cinco.

4. Exhale lentamente por la nariz hasta que expulse todo el aire, y baje los brazos poco a poco a ambos lados del cuerpo mientras vuelve a reposar los talones en el suelo.

5. Aguante la respiración contando hasta cinco.

6. Repita el ejercicio diez veces, sin pausa.

El siguiente ejercicio puede realizarse sentado o acostado. Omita el movimiento de los brazos si lo realiza tumbado bocarriba.

1. Respire con normalidad, centrándose en el movimiento del abdomen. Haga que el estómago se eleve para que el aire llegue a la parte inferior de los pulmones. A medida que los pulmones se llenan, el pecho empezará a elevarse a la vez que desciende el estómago. No realice ningún esfuerzo en esta fase. El tiempo de exhalación debe ser más largo que el de inhalación.

2. Repita el ejercicio diez veces, sin pausa.

MEDITACIÓN CAMINANDO

Esta meditación se convertirá en parte de su rutina diaria. Lo mejor es acompasar el ejercicio con un paseo (3-5 minutos) mientras se dirige al trabajo. Es una manera ideal de encontrar la calma en el caos diario.

1. Al comenzar a andar, fíjese en su ritmo habitual. Empiece contando veinte pasos y preste atención al pie cuando vuelve al suelo con cada paso. Note cómo la parte exterior del pie toca el suelo y cómo reaccionan los dedos y la planta a ese contacto. Dirija toda su atención a los pies y a estos primeros veinte pasos.

2. Ahora inspire profundamente contando hasta cuatro mientras da cuatro pasos.

3. Aguante la respiración durante los cuatro pasos siguientes.

4. Luego expulse el aire durante los cuatro pasos siguientes.

5. Aguante la respiración de nuevo durante los cuatro pasos siguientes.

6. Repita la inspiración contando cuatro pasos más.

   Mentalmente puede ir diciendo «inspirar, dos, tres, cuatro; aguantar, dos, tres, cuatro; espirar, dos tres, cuatro; aguantar, dos, tres, cuatro».

7. Concentrándose en la respiración y contando hasta cuatro, repita el proceso hasta que se sienta relajado.

CAMINANDO A LA GRATITUD

Si desea incorporar gratitud a su meditación caminando, pruebe lo siguiente:

1. Inspire y empiece a contar dos, tres, cuatro. Piense en una persona por la que se sienta agradecido (rápido: solo contará hasta cuatro).

2. Aguante la respiración contando dos, tres, cuatro, y piense en una cosa del día por la que esté agradecido.

3. Expulse el aire contando dos, tres, cuatro, y piense en algo de la naturaleza que desee agradecer.

4. Aguante la respiración contando dos, tres, cuatro, y piense en otra cosa del día por la que esté agradecido.

5. Siga el patrón mientras se le vayan ocurriendo cosas por las cuales expresar agradecimiento.

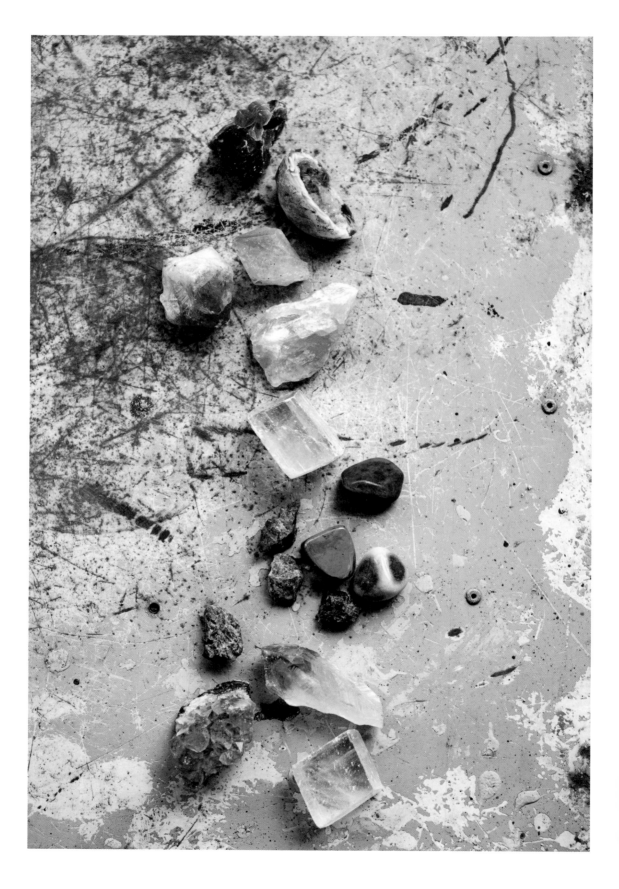

PLAN DE YOGA Y RECETAS PARA SIETE DÍAS

Muchos relacionan el yoga con la práctica de asanas, pero el yoga no consiste únicamente en una sucesión de posturas en las que uno ha de retorcer el cuerpo, aunque es un aspecto de la disciplina divertido y muy beneficioso física y mentalmente. El yoga también es una manera de vivir, en todos los contextos.

Lo cierto es que las posturas de yoga son un aspecto clave de la tradición, pero son solo una parte de algo mucho más amplio. Los aforismos del yoga –o sutras–, recopilados hace más de dos mil años por Patanjali, se consideran la base en la que se asientan la filosofía, los valores y los principios de esta disciplina; describen el viaje interior del yoga. Son textos repletos de conocimientos que iluminan el camino hacia una mente equilibrada y en paz.

He creado este programa a partir de los sutras, y para ello he incorporado la esencia fundamental de estos textos a unas técnicas realistas y factibles. Con ello pretendo despertar su camino espiritual, ofreciéndole una práctica diaria de ejercicios de yoga distintos de las asanas. Esto es yoga de verdad; una auténtica prueba de disciplina que le llevará hacia la libertad y paz interiores. Siga el plan para convertirse en un ser más feliz, sano, dinámico y sin estrés.

CÓMO SEGUIR EL PLAN

Elija cualquier día de la semana ¡y empiece! Si se salta un día, no se preocupe; simplemente empiece de nuevo al día siguiente. Somos humanos, y en el camino de la evolución personal no debería entrar el afán de perfeccionismo. De modo que si consigue seguir cada día una parte del programa, felicítese y espere con ilusión el próximo día. Disfrute de este viaje hacia su yogui interior.

TÉCNICAS DIARIAS

DESPERTAR CON EL SOL

Para entrar de lleno en una mañana fantástica, necesitará algo más de tiempo en su rutina habitual. Por tanto, si aprecia la calma y tranquilidad de la noche, le complacerá disfrutar de eso mismo a primera hora de la mañana, así que solo se trata de trasladar ese momento íntimo a la mañana, en lugar de disfrutarlo por la noche. Además, despertarse con el sol ayuda a conectar con el ritmo natural de la tierra que habitamos y del universo que nos acoge.

REPASO CORPORAL

Escuchar el cuerpo y reconocer los signos y síntomas que nos comunica es parte integral de su cuidado, de conocer sus necesidades. Hacer un repaso corporal es sencillo y solo requiere 30-60 segundos.

Al despertar, justo antes de que el cerebro se centre en las actividades del día, dese un momento para examinar su cuerpo en busca señales o síntomas de cualquier indicativo. Pueden ir desde sequedad bucal, hinchazón, dolores, rigidez muscular o articular, hambre, sed, excitación sexual o cefalea.

Tenga una libreta junto a la cama y anote las tres primeras cosas que detecte cada mañana. A lo largo de la semana tal vez observe algún patrón. Cada día le pediré que preste atención a una parte del cuerpo, lo cual le ayudará a evaluar cada chacra.

PRÁCTICA DE ASANAS

Tras el repaso corporal vacíe la vejiga e intestinos, según lo considere necesario, y póngase ropa cómoda para la práctica de asanas. Desenrolle la esterilla y empiece con unos simples saludos al sol para despertar el cuerpo, luego inicie una secuencia de asanas para relajar tensiones y oxigenar las zonas más rígidas. Si no dispone de tiempo para una clase completa, una serie de saludos al sol será suficiente para conectar con su cuerpo.

PRANAYAMA MATUTINO

Después de realizar las asanas, cada mañana practicará el pranayama para tranquilizar el diálogo interior y silenciar la mente.

¿Ha observado que cuando se siente angustiado, enfadado o descontento, la respiración es rápida, irregular y superficial? Sin embargo, cuando está contento o relajado, la respiración se estabiliza, ¿verdad? Esto se debe a que el pranayama equilibra la mente y ayuda a entrar en la meditación.

Siga las instrucciones de los ejercicios de respiración tal como se describen en el programa, y vuelva a la p. 11 cuando se lo indique.

MEDITACIÓN DIARIA DE LOS CHACRAS

Procure permanecer en silencio y no hablar con nadie antes de empezar. Encuentre un espacio cómodo donde estar tranquilo. Póngase ropa cómoda, encienda una vela o utilice luz tenue si está en un espacio interior. Yo prefiero sentarme frente a una ventana con vistas y luz natural, pero lo ideal sería sentarse a meditar siempre en plena naturaleza.

RUTINA MATUTINA

Al acabar de practicar yoga, es momento de prepararse para el día. Cada mañana recomiendo un elixir para el chacra. Es un tónico para el organismo y una señal que damos al chacra para que se active. Siga estos rituales matutinos y acto seguido disfrute del elixir antes de tomar el desayuno. La cantidad no debe superar los 90 ml (6 cucharadas). Encontrará la receta en la página indicada para cada día.

1. Rehidrátese. Antes de nada, sírvase un vaso de agua tibia y añádale una rodaja

de limón y una cucharada de vinagre de manzana para despertar al hígado y al sistema digestivo.

2. Establezca el propósito del día que le espera. Entre en la ducha, vístase y prepare lo necesario para la jornada. Mientras se ducha, recomiendo que decida cuál será su propósito del día. Un propósito es más que un deseo; es una dirección en la que se trabaja, como un objetivo. Pero en lugar de centrarse en el resultado, uno se centra en el camino para llegar a él. Ábrase a infinitas posibilidades y defina siempre una intención positiva. Por ejemplo, utilice frases como «mantendré la paz y el equilibrio en cada situación». Cuando tenga claro su propósito, entréguelo al universo y disfrute de la libertad de no verse obligado a tenerlo todo bajo control.

3. Tome el elixir matinal. Es importante que lo haga con el estómago vacío, ya que debe sacudir, en cierto modo, al organismo. Resista la tentación de rebajarlo con agua; en vez de ello, pruebe a disfrutar de la sensación mientras entra en el cuerpo y despierta los sentidos.

4. Desayuno. Espero que pueda disfrutar de ello cómodamente en casa, pero si no es así, intente tomarlo sentado a una mesa y sin prisas.

TAREA DIARIA PARA EL CHACRA

Esta tarea puede realizarse en cualquier momento del día, y tal vez quiera implicar también a otras personas en ella. Adáptela como desee.

PRANAYAMA DE LA TARDE

Lo mejor es realizar estos ejercicios de respiración a la hora del almuerzo o a lo largo del día caminando hacia algún lugar. Si está en casa, salga a pasear un poco o simplemente camine por su hogar mientras respira y medita al mismo tiempo. Siga las instrucciones de cada ejercicio tal como se detallan en la p. 11.

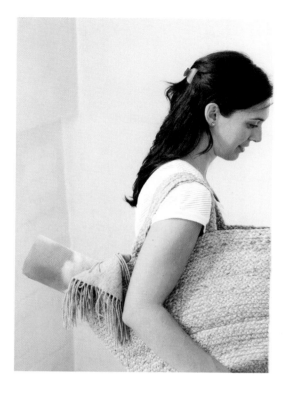

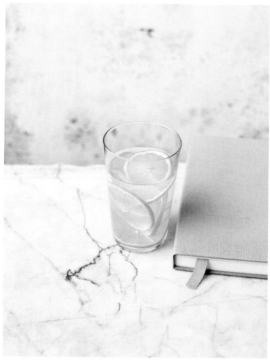

ENUNCIADO DIARIO DEL CHACRA

Antes de finalizar la meditación, pronuncie en voz alta cuatro veces el enunciado que le indique. Esto ayuda a equilibrar el chacra concreto y también ofrece un mantra muy útil en los momentos de estrés o de desequilibrio que surgen a lo largo del día. Anótelo y llévelo encima para poder conectar de nuevo con la sensación.

BEBA AGUA CADA DÍA

Si le cuesta beber agua durante el día, le recomiendo que programe recordatorios en el móvil con intervalos de tres horas, para saber cuándo le toca beber. Debería comenzar a las 10 h y seguir hasta a las 16 h. En el bolso o su mesa, tenga siempre a mano una botella de cristal de medio litro y propóngase beber agua cada tres horas. Si prefiere las infusiones, sustituya el agua por 4-5 tazas de infusiones diarias. Esto también cuenta como consumo diario de agua, siempre y cuando el té no contenga excitantes ni edulcorantes.

DÍA 1: CHACRA DE LA RAÍZ

RAÍZ | DESARROLLO | MULADHARA

El primer día nos centraremos en el chacra de la raíz, situado en la base de la columna vertebral. El chacra de la raíz (*muladhara*) es el responsable de la sensación que experimentamos de seguridad y protección en nuestro viaje terrenal. La palabra *muladhara* se compone de dos términos en sánscrito: *mula* o «raíz», y *adhara*, que significa «apoyo, base». Al equilibrar el chacra de la raíz se crea una base sólida que abre los chacras situados por encima. Imagine que está preparando los cimientos de una casa donde piensa vivir mucho tiempo. Unos buenos cimientos asentados sobre un terreno firme le proporcionarán la estabilidad necesaria para crear un hogar lleno de alegría.

Este chacra nos ancla a nuestro cuerpo, al mundo físico y a la tierra. Del mismo modo que una planta no sobreviviría sin raíces, la psique del ser humano tampoco. Nuestras raíces representan el lugar de donde venimos, la tierra, el útero, los ancestros y la familia; es nuestra historia personal. Estas raíces pueden considerarse la manera en que nuestro sistema encaja en el sistema planetario, que es nuestra fuente. Los elementos necesarios para la supervivencia y la salud física proceden de la tierra: los alimentos, las cosas que vemos y tocamos, el agua que bebemos, el aire que respiramos y los sonidos que escuchamos.

El chacra de la raíz se compone de lo que aporta estabilidad a su vida. Esto incluye las necesidades básicas, como la comida, el agua, el refugio y la seguridad, pero también las emocionales, como la familia, la protección y la sensación de pertenencia. Cuando estos requisitos están cubiertos, uno se siente estable y seguro, y tiende a preocuparse menos.

PLAN DEL DÍA

DESPERTAR CON EL SOL
(Véase la p. 13.)

REPASO CORPORAL
El primer día preste atención a la estructura corporal. ¿Cómo están hoy sus articulaciones, los músculos, el esqueleto? ¿Se siente físicamente fuerte o débil?

PRÁCTICA DE ASANAS
Asociado al elemento tierra, que representa el anclaje físico y emocional, las posturas para el chacra de la raíz, como la *tadasana* (la montaña) y la *virabhadrasana* (el guerrero), se concentran en los pies para favorecer este contacto, además de estirar y alargar las piernas. Están diseñadas para regresar al cuerpo, a la tierra, y a la seguridad, la protección y la quietud.

La contracción de los músculos femorales crea la sensación de estar constantemente preparado para salir corriendo. La *uttanasana* (pinza de pie) y la *janu sirsasana* (el sauce) contribuyen a crear calma y paciencia, y también el deseo de ir más despacio y permanecer en un sitio. Cuando se fortalecen los cuádriceps y se abren los femorales, se renueva la confianza y el compromiso con los próximos pasos del camino vital. Al adoptar estas posturas y aliviar los miedos, aprenderá a confiar en la tierra y en su cuerpo.

Concluir la práctica con posturas apacibles y restauradoras, como *supta baddha konasana* (diosa reclinada), *savasana* (el cadáver) y *balasana* (el niño), apacigua la mente sobreestimulada y ayuda a que nos rindamos a la gravedad. Al acabar se sentirá a gusto con su cuerpo y más preparado para los desafíos del día.

PRANAYAMA MATUTINO

Ejercicio de respiración 1 – El aliento de la vida (Véase la p. 11).

MEDITACIÓN DEL DESARROLLO (10-20 MINUTOS)

Empiece dedicando un instante a sentarse y a acomodarse.

Repose las manos sobre los muslos, las palmas hacia abajo, y empiece a respirar lenta y profundamente. Respire sonoramente al principio, y poco a poco vaya dejando que la respiración se haga más silenciosa. Sea consciente del peso de la postura y alargue bien la columna. Siga respirando regularmente entre inspiración y espiración, hasta sentirse presente y con su centro en equilibrio.

Ahora hágase las siguientes preguntas y dese tiempo suficiente para reflexionar entre unas y otras. Analice cómo le hacen sentir las respuestas.

1. ¿Cómo me defino a mí mismo?
2. ¿Quién soy hoy?
3. ¿Me siento seguro y protegido?
4. ¿Dónde me encuentro como en casa?
5. ¿Quiénes son las personas de mi «tribu»?

ELIXIR DEL DESARROLLO

Elixir de remolacha y jengibre (p. 178)

TAREA DEL DESARROLLO

La tarea de hoy consiste en ordenar su vida deshaciéndose de tres objetos con los que ya no se identifique o no le aporten alegría. Recíclelos llevándolos a una organización benéfica o dándolos a alguien que sí vaya a utilizarlos.

PRANAYAMA DE LA TARDE

Ejercicio de respiración 2 – Meditación caminando (p. 11).

PLAN DE RECETAS

Desayuno
Muesli Bircher de manzana y frambuesa
Batido de fresas y avena
Pudin cremoso de vainilla y chía
Batido de coco, hibisco y frambuesas

Comida
Ensalada de hinojo, remolacha, vinagre
  balsámico y naranja
Bol de gratitud

Cena
Lasaña de apionabo
Verduras Hasselback

ENUNCIADO DEL DESARROLLO

Repita este enunciado varias veces a lo largo del día:

ESTOY CENTRADO Y ASENTADO.

ME SIENTO EN PAZ CON EL MUNDO MATERIAL QUE ME RODEA Y SÉ QUE EL UNIVERSO ME PROTEGE.

ESTOY LLENO DE ENERGÍA VITAL Y ETERNAMENTE A SALVO.

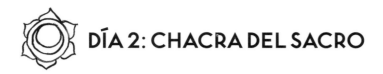

DÍA 2: CHACRA DEL SACRO

SACRO | HONOR | *SVADHISTHANA*

El segundo día nos concentraremos en el chacra segundo, *svadhisthana*, también conocido como chacra sexual y de la creatividad. Está situado por encima del pubis y debajo del ombligo. La palabra *svadhisthana* puede traducirse como «el lugar donde habita el propio ser», y el elemento de este chacra es el agua, que equivale a la cohesión. Tener este chacra equilibrado produce sentimientos de bienestar, abundancia, placer y alegría. Cuando está en desequilibrio, la persona puede experimentar inestabilidad emocional, miedo al cambio, disfunción sexual, depresión o adicción.

Es sencillo abrir este chacra mediante la expresión creadora y venerando nuestro cuerpo. Una manera de expresar creatividad es mediante la procreación, pero la energía del segundo chacra no se limita a traer niños al mundo. Cuando cocinamos o cuidamos del jardín, también estamos creando. Asimismo creamos cuando encontramos una solución a un antiguo problema. Cualquier situación en la que transformamos materias primas, físicas o mentales en algo nuevo, estamos empleamos nuestra energía creadora.

PLAN DEL DÍA

DESPERTAR CON EL SOL

(Véase la p. 13.)

REPASO CORPORAL

El segundo día prestaremos especial atención al sistema digestivo y a la función sexual. ¿Se siente hinchado o hambriento? ¿Tiene la boca seca o áspera? ¿Cómo está su libido? ¿Ha sentido excitación sexual últimamente? ¿Le ilusiona empezar el día sabiendo que dispone de él para aportar alegría a su vida y a la de quienes le rodean?

PRÁCTICA DE ASANAS

Junto con el chacra del sacro, en la pelvis, los demás chacras pares (el cuarto, del corazón, y el sexto, del tercer ojo) están conectados con las energías «femeninas» de la relajación y la apertura. Estos chacras ejercitan nuestros derechos a sentir, amar y ver. Los chacras impares, de las piernas y los pies en el caso del chacra de la raíz, el del plexo solar, la garganta y la corona, están conectados con las energías «masculinas» que aplican la propia voluntad sobre el mundo, afirmando los derechos de tener, pedir, hablar y conocer. Los chacras masculinos, impares, tienden a mover más energía por nuestros sistemas, proyectándola hacia el mundo y creando calidez y calor. Los chacras femeninos, pares, refrescan y atraen la energía hacia el interior.

Las asanas del chacra femenino del sacro favorecen la adaptabilidad y la receptividad. La posición de las piernas en la postura *gomukhasana* (cara de vaca), de inclinación hacia delante con las piernas en la primera fase de *eka pada rajakapotasana* (postura de la paloma), *baddha konasana* (el zapatero), *upavistha konasana* (postura del ángulo abierto), y otras posturas de apertura de la cadera, confiere libertad de movimiento a la pelvis. Estas posturas de apertura de la cadera y la ingle no deben forzarse, dado que requieren el sutil toque femenino de la sensibilidad y la rendición.

Las posturas *trikonasana* (el triángulo), *bhujangasana* (la cobra), *natarajasana* (el bailarín) y *badhakonasana* (la mariposa), que trabajan el chacra del sacro, también son ideales para la confianza y los deseos saludables.

PRANAYAMA MATUTINO

Ida Nadi

Este ejercicio de respiración con el orificio nasal izquierdo ayuda a abrir el segundo chacra. Simplemente cierre el orificio nasal derecho con el pulgar y el índice de la mano derecha e inspire y espire profundamente únicamente por el orificio nasal izquierdo. Realice de 8 a 10 respiraciones.

MEDITACIÓN DEL HONOR (10-20 MINUTOS)

Empiece reservándose un instante para que el estómago se asiente.

Repose las manos sobre los muslos, las palmas hacia abajo, y empiece a prestarle atención a la respiración. Note cómo el vientre se hincha y recibe la sabiduría del cuerpo emocional con cada respiración. Manténgase alerta y reconozca los sentimientos que circulan por la consciencia. Estas sensaciones son mensajes sagrados de inteligencia corporal que le mantendrán atento a lo que necesita considerar y le llevarán de regreso a su hogar.

A continuación formúlese las siguientes preguntas. Dese tiempo para reflexionar y analice cómo le hacen sentir las respuestas.

1. ¿Cómo puedo honrarme hoy?
2. ¿Cómo puedo traer más placer y alegría a mi vida hoy?
3. ¿Siento que en mi vida hay fluidez y paz?
4. ¿A qué cambios puedo estar resistiéndome?
5. ¿Cómo me permitiré hoy ser creativo?

ELIXIR DEL HONOR

Elixir de pomelo, limón y jengibre (p. 178).

TAREA DEL HONOR

La tarea de hoy es disfrutar de al menos 30 minutos de creatividad. Puede ser cocinando, dibujando, pintando, escribiendo, cuidando del jardín o haciendo fotografías. El objetivo es expresarse con una actividad creativa para conectar con usted mismo y con sus pasiones.

PRANAYAMA DE LA TARDE

Ejercicio de respiración 3 – Caminando a la gratitud (p. 11).

PLAN DE RECETAS

Desayuno

Crema de batido de papaya y frambuesa
Bircher con yogur de coco y mango
Granola especiada con jarabe de arce, pacanas y naranja
Tortitas de espelta

Comida

Ensalada de mango, menta, coco y guindilla
Brochetas de tempeh satay

Cena

Korma de calabaza y lentejas
Asado de boniato, tomate en rama, halloumi y col kale
Risotto de calabaza y espelta
Calabaza rellena

ENUNCIADO DEL HONOR

Repita este enunciado varias veces a lo largo del día:

ESTOY VIVO, CONECTADO Y CONSCIENTE.

RECIBO CON LOS BRAZOS ABIERTOS EL PLACER Y LA ABUNDANCIA.

HOY ME PERMITO DISFRUTAR Y SER CREATIVO.

LA DULZURA DE LA VIDA FLUYE EN MÍ E IRRADIO SU ALEGRÍA.

DÍA 3: CHACRA DEL PLEXO SOLAR

PLEXO SOLAR | RESPLANDOR | MANIPURA

El tercer día nos concentraremos en el chacra tercero, el del plexo solar o *manipura*, que significa «gema lustrosa». Situado alrededor del ombligo, en la zona del plexo solar hasta el esternón, este chacra es el surtidor de la energía personal. Gobierna la autoestima, la energía del guerrero y el poder de transformación. También controla el metabolismo y la digestión. El tercer chacra está abierto y sano cuando uno se siente seguro de sí mismo, posee un fuerte sentido del propósito y está motivado. Pero si está desequilibrado, puede generar de baja autoestima, dificultades para tomar decisiones, y problemas de ira o de autocontrol. Cuando uno tiene claro cuáles son sus objetivos, deseos e intenciones, avanza para conseguirlos. Cada paso dado para lograr la consecución final ayuda a fortalecer este chacra.

PLAN DEL DÍA

DESPERTAR CON EL SOL

(Véase la p. 13.)

REPASO CORPORAL

El tercer día prestaremos especial atención a los niveles de energía. ¿Percibe que tiene suficiente energía para llevar a cabo las tareas cotidianas? ¿Respira profundamente o lo hace de manera superficial? ¿Cómo está su estómago? ¿Se siente hinchado, hambriento, con náuseas?

PRÁCTICA DE ASANAS

Las posturas del tercer chacra avivan el fuego interior y restablecen la vitalidad. Practique *surya namaskar* (saludos al sol), fortalecedora de abdominales como *navasana* (la barca), *ardha navasana* (media barca) y *urdhva*

prasarita padasana (elevación de piernas), posturas y giros del guerrero. Las flexiones de espalda, como *setu bandhasana* (el puente), que enfrían el fuego del vientre, actúan como agentes calmantes cuando hay un exceso de energía en el tercer chacra. El exceso de energía suele manifestarse en odio, ira, perfeccionismo, y en un énfasis de poder y de estatus.

PRANAYAMA MATUTINO

Respiración bhastrika

Mejore la digestión y el metabolismo con la respiración *bhastrika*. Quizá tarde en acostumbrarse, pero cuando lo haga gozará del fuego interior que aporta. Siéntese cómodamente con la columna erguida y los hombros relajados. Con la boca cerrada, empiece con unas respiraciones profundas por la nariz. Luego aspire con fuerza por la nariz para hinchar el vientre y expulse el aire vigorosamente por la nariz mientras tensa el vientre hacia la columna. Cuente un segundo al inhalar y otro segundo al exhalar, a un ritmo rápido. Sentirá que trabaja la musculatura abdominal. Intente hacer diez repeticiones, luego aumente a 15 o 20. Cuando termine percibirá un cosquilleo o una sensación de resplandor alrededor del ombligo.

MEDITACIÓN DEL RESPLANDOR (10-20 MINUTOS)

Empiece tomándose un tiempo para sentarse en silencio, las manos sobre los muslos, las palmas hacia arriba, los brazos rectos pero relajados, los dedos índice y pulgar en contacto.

Con la columna erguida, cree una sensación de estar preparado. Deje que la respiración se desarrolle con naturalidad, dirigiendo la atención hacia el espacio que hay justo debajo del corazón. Sienta que se carga de energía cálida.

Note que la confianza crece en su seno mientras responde a las siguientes preguntas:

1. ¿Estoy en armonía con mi entorno visual?
2. ¿Tengo mi integridad bajo control? ¿Cómo puedo mejorar mi integridad?
3. ¿Expreso mi identidad sin imponer mi voluntad sobre los demás?
4. ¿Respeto las diferencias de los demás?
5. ¿Cómo ejerzo mi fuerza de voluntad?

ELIXIR DEL RESPLANDOR

Elixir de limón, piña, cúrcuma y pimienta negra (p. 178).

TAREA DEL RESPLANDOR

Piense en un objetivo que haya estado posponiendo. Divídalo en fases y establezca un plazo para completar cada una. La idea no es ser estricto, sino ponerse en movimiento y actuar hoy mismo con el fin de dar pasos realistas en dirección a su meta. No importa la envergadura del objetivo, tan solo empezar a dirigirse hacia ello.

PRANAYAMA DE LA TARDE

Ejercicio de respiración 2 – Meditación caminando (p. 11).

PLAN DE RECETAS

Desayuno
Labneh con agua de azahar
Bol de gachas de avena con mango y cúrcuma

Comida
Riquísima ensalada Fattush
Ensalada de lechuga, maíz y alubias negras
Burrito a la cúrcuma
Ensalada de cebada perlada con kimchi
  de cúrcuma y zanahoria

Cena
Pizzas de polenta con aceitunas verdes
  sicilianas
Estofado asado con coliflor y garbanzos
Tacos blandos con buñuelos de maíz

ENUNCIADO DEL RESPLANDOR

Repita este enunciado varias veces a lo largo del día:

TENGO CONFIANZA EN TODO LO QUE HAGO; ME RESPETO EN TODO MOMENTO Y ME DEFIENDO CUANDO ES NECESARIO.

ELIJO LA SALUD, LA SANACIÓN Y LA FELICIDAD.

ACTÚO CON CORAJE Y FUERZA, Y TENGO ENERGÍA INFINITA PARA VIVIR UNA VIDA MARAVILLOSA.

DÍA 4: CHACRA DEL CORAZÓN

CORAZÓN | AMOR | ANAHATA

El cuarto chacra está en medio de los siete, hay tres por arriba y tres por debajo de él. En esta zona es donde se encuentran las energías física y espiritual. El cuarto chacra, también conocido como chacra del corazón, está situado en el centro del torso e incluye el corazón, el plexo cardíaco, el timo, los pulmones y el pecho. También rige el sistema linfático. La palabra sánscrita para este chacra es *anahata*, que significa «liberado» o «ileso». Esto implica que bajo las heridas y dolores de experiencias pasadas existe un lugar puro y espiritual donde no hay sufrimiento.

Cuando el chacra del corazón está abierto, uno fluye con amor y compasión, perdona rápido y se acepta a sí mismo y a los demás. Un chacra del corazón cerrado causa pena, rabia, celos, miedo a la traición y odio hacia uno mismo y hacia los demás.

PLAN DEL DÍA

DESPERTAR CON EL SOL

(Véase la p. 13.)

REPASO CORPORAL

El cuarto día prestaremos especial atención a la circulación. ¿Siente calor o frío excesivos? Si está ahora mismo en la fase premenstrual, ¿le duelen los pechos? ¿Le cuesta respirar o tiene tos? ¿Tiene palpitaciones?

PRÁCTICA DE ASANAS

Las asanas que avivan el chacra del corazón incluyen aperturas pasivas de pecho, donde se arquea el cuerpo sobre una manta o cojín; estiramientos de hombros, como las posturas de brazos de *gomukhasana* (cara de vaca) y *garudasana* (el águila) y las flexiones de espalda, como *marjariasansa* (el gato) y

ustrasana (el camello). Al ser un chacra de numeración impar y femenino, el centro del corazón anhela soltarse y liberarse. Las flexiones hacia atrás desarrollan la confianza necesaria para abrir el corazón con total entrega.

Cuando nos sentimos temerosos, no hay espacio para el amor. Por eso el cuerpo experimenta contracción. Sin embargo, cuando elegimos el amor, el miedo se desvanece y la práctica del yoga se vuelve gozosa. En muchas posiciones de flexión de espalda, el corazón queda más alto que la cabeza, lo cual resulta refrescante para la mente, pues desciende de su posición elevada y permite al corazón dirigir el cuerpo.

Algunas señales de que el chacra del corazón está regentando su vida son la codependencia, posesividad, celos, enfermedad cardíaca y presión sanguínea alta. Para estos síntomas, las flexiones hacia delante, como *uttanasana* (pinza de pie), son el mejor antídoto, porque nos fijan a la tierra y fomentan la introspección.

PRANAYAMA MATUTINO

El aliento de la vida (p. 11).

MEDITACIÓN DEL AMOR (10-20 MINUTOS)

Encuentre una posición cómoda, con la espalda recta bien apoyada. Pruebe a tumbarse por completo o eleve los pies contra la pared; tal vez prefiera sentarse en una silla o en el suelo con la espalda apoyada en la pared.

Cuando encuentre la posición, preste atención a la respiración. Observe su cuerpo: ¿dónde hay amplitud? ¿Dónde detecta tensión? Ahora dirija la atención a su espalda, al contacto con la silla, pared o suelo. Note el apoyo. Consciente de este soporte corporal, dirija la respiración y la atención hacia el espacio del corazón. ¿Hay miedo? ¿Hay esperanza? ¿Hay un poco de cada? Obsérvelo. De nuevo, concéntrese profundamente en el soporte de la espalda. ¿Hay espacio para relajarse y ablandar el espacio del corazón? ¿Y para crear más espacio al exhalar? Explore sin juzgar. Cuando esté listo, expanda su atención hacia la habitación y sienta simplemente amor hacia todo lo que ve.

Ahora hágase estas preguntas:

1. ¿Cómo se manifiesta el amor en mi vida?
2. ¿Cómo me ofrezco amor?
3. ¿A quién necesito perdonar?
4. ¿Cómo retengo mi amor?
5. ¿Cómo puedo favorecer el flujo energético de amor en mi vida para que la inunde por completo?

ELIXIR DEL AMOR
Elixir de manzana y hierba de trigo (p. 179).

TAREA DEL AMOR
Una buena manera de sentir agradecimiento es dar a los demás. Su tarea para hoy consiste en encontrar una manera de ofrecerse. Pruebe con una acción cualquiera de amabilidad: ofrezca su tiempo, o simplemente abrace a alguien que lo necesite. Pruébelo. ¡No tiene nada que perder y sí mucho que ganar!

PRANAYAMA DE LA TARDE
Ejercicio de respiración 3 – Caminando a la gratitud (p. 11).

PLAN DE RECETAS

Desayuno
Avena verde radiante
Tostadas con crema de anacardos y coco
Crema de batido verde

Comida
Ensalada de brotes de judía mungo
Tosta con láminas de calabacín, alubias y pesto
Sopa rápida de guisantes y menta

Cena
Linguini de linaza
Curri saag con verduras
Buñuelos de requesón, calabacín y parmesano
Bol Buda con col kale y kimchi

ENUNCIADO DEL AMOR

Repita este enunciado varias veces a lo largo del día:

SOY AMABLE Y CARIÑOSO CONMIGO.

AGRADEZCO QUE EL AMOR ME LLENE Y GUÍE TODAS MIS ACCIONES.

SOY CAPAZ DE LIBERARME DEL PASADO, PERDONAR A LOS DEMÁS Y A MÍ MISMO.

SOY AMOR, ENCARNO AL AMOR Y LO OBSERVO A MI ALREDEDOR.

DÍA 5: CHACRA DE LA GARGANTA

GARGANTA | VERDAD | VISHUDDHA

El quinto chacra, *vishuddha*, es el primero de los tres chacras espirituales. Situado en la zona de la garganta, gobierna las regiones anatómicas de la tiroides, paratiroides, mandíbula, cuello, boca, lengua y laringe. Estar abierto y alineado con el quinto chacra implica hablar y escuchar. En definitiva, expresarse mediante una forma superior de comunicación.

El trabajo con los chacras inferiores ayuda a prepararse para este nivel comunicativo. Por ejemplo, cuando se alinean los chacras primero y segundo, es más fácil superar el miedo. Abrir el tercer chacra ayuda a percatarse del poder personal y tener confianza para pronunciarse. Uno sabe lo que siente cuando el cuarto chacra está alineado. Entonces, al verbalizar las necesidades, deseos y opiniones, uno sabe cómo ser más sincero consigo mismo y con los demás.

Expresarse con autenticidad no resulta nada fácil. Es complicado mantener el equilibrio entre lo que uno realmente quiere y ser diplomático a la hora de declararlo. A menudo es más sencillo decir lo que el otro quiere escuchar, y preferimos ahogar nuestra sinceridad. El miedo a no ser aceptado o a ser juzgado puede menoscabar la capacidad de comunicarnos con honestidad.

PLAN DEL DÍA

DESPERTAR CON EL SOL
(Véase la p. 13.)

REPASO CORPORAL
El quinto día prestaremos especial atención a la garganta. ¿Le duele? ¿Cómo nota su cuello?

¿Tiene la mandíbula tensa? ¿Percibe la boca seca? ¿Siente la lengua hinchada? ¿Le salen las palabras con facilidad o, por el contrario, tiene la voz ronca?

PRÁCTICA DE ASANAS
El chacra de la garganta es una manifestación de la verdad interior y nos ayuda a descubrir el camino para transmitir nuestra voz al mundo. El ritmo de la música, la creatividad de la danza, la vibración del canto y la comunicación a través de la escritura y el habla son algunas maneras de expresión relacionadas con este chacra. Para esta práctica a mí me gusta poner música, cantar y bailar.

Un déficit de energía en este chacra provoca tensiones en cuello y hombros, rechinar de dientes, molestias de garganta y posiblemente falta de actividad tiroidea. Hablar en exceso, ser incapaz de escuchar, presentar dificultades auditivas, tartamudeo, hiperactividad tiroidea, todo ello indica deficiencias en este chacra. Según cuál sea la afección, pueden equilibrar el flujo energético del quinto chacra los estiramientos de cuello y las aperturas de hombros, de posturas como *ustrasana* (el camello), *setu bandha sarvangasana* (el puente), *sarvangasana* (la vela) y *halasana* (el arado).

PRANAYAMA MATUTINO
Respiración del león
Arrodíllese en el suelo y cruce la parte delantera del tobillo derecho sobre la trasera del izquierdo. Los pies deben señalar hacia los lados. Siéntese reclinándose para que el perineo quede sobre el talón derecho. Luego presione firmemente las manos contra las rodillas. Abra las palmas y extienda los dedos imitando las garras afiladas de un león.

Aspire profundamente por la nariz. Simultáneamente abra la boca y saque la lengua. Llevando la punta de la lengua hacia el mentón, abra bien los ojos, contraiga la musculatura de la parte anterior de la garganta y expulse lentamente el aire por la boca emitiendo un sonido similar a «ha». El aire debería pasar por la parte posterior de la garganta. Inspire por la boca y repita la respiración del león cinco veces. Luego cruce las piernas al revés y repita el ejercicio.

MEDITACIÓN DE LA VERDAD (10-20 MINUTOS)

Inspire y expulse el aire para librar el cuerpo de cualquier tensión. Deje que la respiración adopte su ritmo natural. No intente controlarla: limítese a notar que inspira relajación e inspira tensión. Dirija su atención a la garganta. Imagine que en su interior hay una luz azul cielo que forma un pequeño remolino. Intente percibirla y visualizarla. Trate de sentir cómo funciona: ¿nota algún cosquilleo? ¿Qué pensamientos le vienen a la cabeza? ¿Gira y se mueve? ¿A qué velocidad? ¿Le parece lenta o rápida? ¿Es una luz pequeña o grande?

Al concentrarse en este disco azul en movimiento, concéntrese también en su comunicación más auténtica y responda a estas preguntas:

1. ¿Expreso lo que siento con libertad, abierta y sinceramente?
2. ¿Expreso autenticidad con las palabras?
3. ¿Siento que me escuchan quienes me rodean?
4. ¿Me contengo a la hora de contar mi verdad? ¿Cuándo lo hago?
5. ¿Temo que me hieran las palabras de los demás? ¿Por qué?

ELIXIR DE LA VERDAD

Elixir de espirulina y fresa (p. 179).

TAREA DE LA VERDAD

¡Cante! Cantar es una manera estupenda de limpiar el chacra de la garganta. Entone su canción preferida y disfrute abriendo la voz con notas altas.

PRANAYAMA DE LA TARDE

Ejercicio de respiración 2 – Meditación caminando (p. 11).

PLAN DE RECETAS

Desayuno
Compota de pera y ruibarbo con crujiente de pistachos
Gachas de moras, trigo sarraceno y manzana
Torrijas con pan de pasas
Socca de espárragos y cuajada de cabra

Comida
Galette de remolacha, espinacas y queso de cabra
Chips de tofu de garbanzos
Ensalada de rábano, berros, apionabo y manzana

Cena
Ensalada de quinoa con judías verdes y alcachofa

ENUNCIADO DE LA VERDAD

Repita este enunciado varias veces a lo largo del día:

DIGO LA VERDAD Y ME EXPRESO CON CLARIDAD Y CONFIANZA.
VIVO CON AUTENTICIDAD.

DÍA 6: CHACRA DEL TERCER OJO

TERCER OJO | INTUICIÓN | AJNA

El sexto chacra, *ajna*, está en la zona del tercer ojo, que se halla entre las cejas. Este es el centro de su intuición. Abarca la pituitaria, los ojos, la cabeza y la parte inferior del cerebro. Este chacra espiritual, cuyo nombre significa «más allá de la sabiduría», le guiará hacia el conocimiento interior, siempre que se lo permita.

La intuición y la entereza nos permiten contemplar nuestro cuerpo físico como un todo, como algo integral. En vez de extremidades y órganos, adoptamos una visión holista de cada aspecto de nuestro ser físico y nos sentimos una totalidad.

Aquí es donde podemos comprender la verdadera salud. Sin importar los meros síntomas, la mente procesa y contempla el organismo como un sistema completo. Alcanzar un entendimiento profundo de la salud significa ser capaces, por fin, de escuchar lo que el cuerpo necesita y actuar en consecuencia.

PLAN DEL DÍA

DESPERTAR CON EL SOL

(Véase la p. 13.)

REPASO CORPORAL

El sexto día prestaremos especial atención a los ojos, la cabeza y el cerebro. ¿Tiene dolor de cabeza o los ojos secos? ¿De qué ánimo se nota? ¿Se siente feliz, irritado o especialmente emotivo? ¿Está más cansado de lo habitual? ¿Tiene frío? ¿Percibe alteraciones hormonales?

PRÁCTICA DE ASANAS

Cuando el tercer ojo está sobreestimulado es fácil experimentar cefaleas, alucinaciones, pesadillas y dificultad para concentrarse. En el otro extremo, si falta energía en el tercer ojo, se manifiesta con mala memoria, problemas oculares y dificultad para reconocer patrones, y puede que nos cueste visualizar o conectar con la imaginación.

Las posturas que favorecen el chacra *ajna* son flexiones hacia delante con apoyo –un cojín o manta–, para estimular la zona donde actúa, o simplemente *balasana* (el niño) con la frente apoyada en la esterilla.

Otras posturas para conectar con el ser interior incluyen *adho mukha svanasana* (el perro hacia abajo), *vajrasan* (el diamante) y *anjaneyasana* (la Luna creciente).

PRANAYAMA MATUTINO

Brahmari
Un ejercicio fantástico que favorece el equilibrio de este chacra es el denominado *brahmari* o «respiración de la abeja». Para el ejercicio, siéntese cómodamente con la espalda recta y los hombros relajados. Empiece con unas cuantas respiraciones normales y cierre los ojos. Con los labios cerrados, inspire por la nariz. Al espirar emita el sonido de la letra m, como un zumbido nasal. Mantenga el sonido hasta que necesite aspirar de nuevo. Repítalo: inspire por la nariz y emita el zumbido de abeja al expulsar el aire. Siga inspirando y espirando con este sonido hasta completar 15 respiraciones.

MEDITACIÓN DE LA INTUICIÓN (10-20 MINUTOS)

Empiece a conectar con su capacidad intuitiva: la habilidad de percibir, conocer y experimentar con todos los sentidos más allá de lo físico, en el ámbito de lo divino. Respire profundamente con el vientre, dejando que se llene de la luz sagrada de todo lo que le rodea. Inspire y espire. Al expulsar el aire, suelte tensiones, preocupaciones, luchas internas… Toda la energía que no sea suya. Inspire la luz divina que le rodea. Al espirar notará que se relaja profundamente y entra en el espacio y tiempo presentes, consciente del aquí y ahora.

Céntrese en la respiración y, aspirando profundamente de nuevo por la nariz, lleve el aire hasta el vientre y llénese de luz divina. Al expulsar el aire, conecte con su campo energético, inundado de luz sagrada. Imagine que su energía es como una especie de reloj de arena que recibe la luz de lo supremo, orientación intuitiva, sabiduría infinita, bienestar, sanación y amor, que fluyen hacia su ser desde arriba. Imagine que el centro de este reloj de arena energético es fuerte, estable y consciente.

Visualice su energía central, llena de luz, que le ayuda a ampliar su consciencia y a estar completamente presente en este momento. Luego visualice esa luz fluyendo hacia el exterior en descenso, apoyándole sobre la tierra. Siga esa luz hacia el corazón de la tierra y se sentirá parte de lo divino.

Ahora hágase estas preguntas:

1. ¿Confío en mí mismo?
2. ¿Me permito soñar y visualizar mi futuro?
3. ¿Disfruto dedicando tiempo a mis sueños?
4. ¿Cómo integro la intuición en mi vida ?
5. ¿Qué significa para mí la sabiduría?

ELIXIR DE LA INTUICIÓN
Elixir de moras, jengibre y aloe vera (p. 179).

TAREA DE LA INTUICIÓN
El sexto día dedicaremos un tiempo a la visualización. Imagine un objetivo que desea alcanzar y encuentre un espacio cómodo para sentarse y empezar a imaginar cómo se sentiría si al despertar hubiera logrado lo que anhela. Pasee por su imaginación como si viviera la vida que está visualizando, con sus logros y sueños realizados.

PRANAYAMA DE LA TARDE
Ejercicio de respiración 3 – Caminando a la gratitud (p. 11).

PLAN DE RECETAS

Desayuno
Gachas de avellanas y cacao
Granola energizante de cacao
Gachas especiadas con chai

Comida
Tabulé de freekeh con pistachos
Queso de anacardos con sopa fría de moras
Ensalada de coliflor, zanahorias y garbanzos
Tosta con requesón, uvas asadas y tomillo

Cena
Sopa dhal de tomates y espinacas
Espaguetis de calabacín a la puttanesca
Achicoria y uvas asadas con vinagre balsámico
Coliflor con salsa teriyaki

ENUNCIADO DE LA INTUICIÓN

Repita este enunciado varias veces a lo largo del día:

ESTOY CONECTADO Y SIEMPRE HAGO HONOR A MI INTUICIÓN.

ME SIENTO SEGURO AL VER LA VERDAD Y TRANSFORMARME.

DÍA 7: CHACRA DE LA CORONA

CORONA | CONEXIÓN | SAHASWARA

El séptimo y último chacra se sitúa en la coronilla. *Sahaswara* es nuestra fuente de iluminación y conexión espiritual con todo lo que existe. Es un vínculo con nuestro ser más elevado, con cada ser del planeta y con la energía divina creadora de todo en el universo.

Aquí es donde todo es puro, intencionado y sencillo. La principal actividad del séptimo chacra es encontrar sentido a las cosas. Aquí es donde se observa el elemento del pensamiento. Para llegar a la flor de loto abierta, o *sahaswara*, nuestro tallo debe estar conectado con la tierra, con las raíces hundidas. A través de esta conexión con el resto de elementos y con la tierra, somos capaces de nutrirnos y florecer, para seguir expandiéndonos, pero conectados con nuestro lugar de origen.

PLAN DEL DÍA

DESPERTAR CON EL SOL

(Véase la p. 13.)

REPASO CORPORAL

El séptimo día prestaremos especial atención a los sueños. ¿Recuerda lo que acaba de soñar? ¿Es capaz de encontrar sentido a lo soñado? ¿Tiene la mente abierta y libre para deambular, o la nota confundida y atareada? ¿Se siente conectado con su ser más elevado, o está abrumado por los problemas cotidianos?

PRÁCTICA DE ASANAS

Un exceso en este chacra se manifiesta con un enfoque demasiado intelectual o con una sensación de elitismo espiritual o intelectual. La deficiencia de energía se muestra con la dificultad para pensar por uno mismo; con

apatía, escepticismo espiritual y materialismo. La meditación es la práctica yóguica más adecuada para equilibrar este chacra. La postura indicada es *padmasana* (la flor de loto). La energía de este chacra nos ayuda a experimentar lo divino, a estar abiertos a un poder más elevado o profundo, y favorece una mente más presente, despejada y lúcida.

Facilitan la conexión con este chacra las posturas *sirsasana* (vertical sobre la cabeza), *matsyasana* (el pez) y *vriksasana* (el árbol).

PRANAYAMA MATUTINO

Respiración con fosas nasales alternas
Siéntese cómodamente con la columna erguida y los hombros relajados. Sonría ligeramente. Ponga la mano izquierda sobre la rodilla izquierda, con la palma abierta hacia el cielo o en chin mudra (pulgar e índice rozando levemente las yemas). Sitúe la punta de los dedos índice y corazón de la mano derecha entre las cejas, el anular y el meñique en la fosa nasal izquierda, y el pulgar en la derecha. Usaremos anular y meñique para abrir o cerrar las dos respectivas fosas nasales.

Presione el dedo pulgar sobre la fosa nasal derecha y expulse el aire suavemente por la fosa izquierda. Ahora inspire por la fosa izquierda, y presione la fosa izquierda suavemente con el anular y el meñique. Levantando el pulgar de la fosa derecha, expulse el aire por la misma. Inspire por la fosa derecha y espire por la izquierda.

Ya ha completado una secuencia de respiración con fosas nasales alternas. Continúe inspirando y espirando así hasta completar nueve secuencias. Tras cada espiración, acuérdese de inspirar por la misma fosa que ha espirado. Mantenga los ojos cerrados y siga realizando respiraciones largas y profundas sin forzarlas.

MEDITACIÓN DE LA CONEXIÓN (10-20 MINUTOS)

Inspire y expulse el aire para liberar el cuerpo de cualquier tensión. Deje que su respiración adopte un ritmo natural sin intentar controlarla.

Imagine una gran flor de loto blanca con los pétalos cerrados en el mismo lugar que el chacra de la corona. Observe la flor y fíjese en su forma, color y textura. Al prestarle atención, la flor gira poco a poco con el chacra. Uno a uno, se irán abriendo los pétalos.

Cuando la primera corona de pétalos florezca, verá que hay infinitas coronas más para abrir. Al abrirse cada pétalo, la flor de loto gira más rápidamente. Se da cuenta de que cada florecimiento conduce a otra corona de pétalos cerrados. La floración del loto es un proceso de infinitas etapas. Ahora verá su séptimo chacra girar con la misma fuerza. La luz violeta del chacra le inunda y penetra en cada célula, en cada poro de su cuerpo. Respire hondo y sienta cómo la energía del chacra de la corona le conecta con el cielo, la tierra y todo lo que media entre ambos.

Descanse con esta consciencia y pregúntese:

1. ¿Cómo me siento cuando estoy conectado con la tierra y el universo que me rodea?
2. ¿Cómo puedo volver a enlazar con esta fuente elevada de mi propia energía?
3. ¿Percibo todo lo que me rodea como una unidad?
4. ¿Cómo podría agradecer al universo la profunda experiencia de mi vida?
5. ¿Cómo podría canalizar mi bien más elevado hacia mi vida cotidiana?

ELIXIR DE LA CONEXIÓN

Elixir de aloe vera, lima y coco (p. 179).

TAREA DE LA CONEXIÓN

Es un ejercicio sencillo pero poderoso, ya que ayuda a percatarse y apreciar la aparente simplicidad de los elementos que nos rodean. El ejercicio le conectará con la belleza del entorno natural.

1. Elija un objeto natural de su entorno inmediato y concéntrese en él, observándolo durante uno o dos minutos. Podría ser una flor o un insecto, las nubes o la luna.
2. No haga nada excepto fijarse en el objeto que está mirando. Simplemente relájese y contémplelo durante tanto tiempo como su concentración lo permita.
3. Examine el objeto como si lo viera por primera vez. Explore visualmente cada característica de su aspecto y déjese atrapar por su presencia.
4. Permítase conectar con su energía y su propósito dentro del mundo natural.

PRANAYAMA DE LA TARDE

Ejercicio de respiración 2 – Meditación caminando (p. 11).

PLAN DE RECETAS

Desayuno
Batido de pera Ave del Paraíso, jengibre y leche de coco
Batido Amor de Verano

Comida
Ensalada César yogui
Sopa de brócoli, cilantro y miso blanco
Caldo vegetal reconfortante

Cena
Bol zen de calabacín con mango y aguacate
Bro-Sushi
Shakshuka de guisantes y espinacas al estragón

ENUNCIADO DE LA CONEXIÓN

Repita este enunciado varias veces a lo largo del día:

VEO MÁS ALLÁ DE MIS CREENCIAS LIMITANTES Y ACEPTO COMPLETAMENTE MI EXPERIENCIA HUMANA.

HONRO MI CUERPO COMO EL TEMPLO QUE NUTRE MI ALMA.

VOY GUIADO E INSPIRADO DIVINAMENTE. SOY INFINITO Y NO TENGO FRONTERAS.

PRINCIPIOS ALIMENTARIOS DEL PLAN DE YOGA Y ALIMENTACIÓN

Cuando empiece a explorar la conexión que hay entre mente, cuerpo y espíritu, inevitablemente comenzará a gravitar hacia un tipo de dieta que le proporcionará nutrición, energía, ligereza y flexibilidad.

La dieta yogui es equilibrada. No en vano los antiguos yoguis le atribuían una gran influencia no solo en el bienestar físico, sino también en los pensamientos y en última instancia en el bienestar espiritual. Con la consciencia corporal que el yoga aporta, posiblemente ahora considere los alimentos vegetarianos y veganos como una opción natural, ya que ayudan a mantener la sensación de energía y ligereza que ofrece la práctica del yoga.

Los siguientes principios alimentarios son mi guía para mantener una mente en calma y equilibrio, a la vez que garantizan la energía necesaria para la práctica diaria del yoga y las tareas cotidianas. Si puede incorporar estos preceptos a su vida, le prometo que se sentirá más feliz, más sano y más dinámico.

PURA «FUERZA VITAL»

Al igual que cualquier organismo vivo, los alimentos poseen cualidades y energías que afectan a nuestra mente, cuerpo y alma. Los alimentos yóguicos, como la fruta, la verdura, los frutos secos y los cereales integrales, se conocen como sátvicos, es decir, son «esencia pura». Estos alimentos se consideran ricos en *chi* o prana, la fuerza vital universal que aporta energía a los seres del reino vegetal y animal.

Al seguir una dieta pura, el vigor natural de estos alimentos nos aporta fortaleza física, claridad mental, salud y longevidad. Calman, purifican y nos proporcionan una mente equilibrada que controla a un cuerpo en forma, con un flujo energético en armonía. Y esto culmina en un estado donde se hace accesible un nivel más elevado de consciencia. Disfrutar de una alimentación así nos permite mantener la mente abierta a todas las posibilidades, pensar en positivo y ser más amables con nosotros mismos y con los demás.

La dieta sátvica significa que aprovechamos el reino vegetal en todo su esplendor. Los alimentos integrales, reales, cuando se encuentran en su estado natural, danzan en el plato y nos ofrecen su vitalidad. Los alimentos puros, ligeros, calmantes y fácilmente digeribles formarán la base de esta alimentación.

Dispondremos con gracia los cereales integrales junto a vegetales acompañados de aceite de oliva. La fruta y los azúcares naturales se esparcirán por la comida para ofrecernos lo dulce en una buena proporción. Los frutos secos y semillas aportan textura y beneficios para la salud, y nada es demasiado estimulante ni demasiado aburrido. Esta manera de comer es pura alquimia vegetariana en su estado más bonito.

¡Entréguese a la fuerza vital de las plantas!

FLUJO ENERGÉTICO CONTINUO

Al iniciar un estilo de vida yóguico y encontrar la serenidad a través de la alimentación sátvica, necesitamos equilibrar la energía y el fuego del cuerpo incluyendo alimentos rajásicos. Los alimentos rajásicos, como el cacao, el té matcha, la cúrcuma, el pimiento picante, el jengibre y los quesos, ofrecen menos energía vital que los sátvicos, pero tomados con moderación son esenciales para estimular el cuerpo y la mente. Además aportan vitalidad a nuestra actividad cotidiana. Estos alimentos nos dan el empuje necesario para ir más allá de nuestras capacidades normales de energía. Por eso es mejor consumirlos por la mañana y antes del mediodía, ya que suelen alterar los niveles normales de cortisol y provocan desequilibrios energéticos.

Los menús que he preparado poseen el equilibrio perfecto de los alimentos rajásicos para mantener la motivación y energía vitales. Hay virutas de cacao y té matcha en las recetas de Granola energizante de cacao (p. 143), o en la Avena verde radiante (p. 100), un Bol de gachas con mango y cúrcuma (p. 82) cuando se necesita calor y fuego, o la Socca de espárragos y cuajada de cabra (p. 128) cuando apetece queso para cenar.

INTESTINO FELIZ

Los alimentos probióticos fermentados (miso, chucrut), y las bebidas como el kéfir o la kombucha, suministran bacterias beneficiosas para el sistema digestivo, pues mantienen a raya a las bacterias perjudiciales, que pueden inhibir la absorción de los fabulosos nutrientes que ingeriremos, causar hinchazón o una sensación de embotamiento mental.

El consumo diario de alimentos prebióticos, como los espárragos, los plátanos, la avena y las manzanas, alimenta estas bacterias probióticas y ayuda a mantener fuerte el sistema inmune. Mis platos están llenos de ingredientes prebióticos para que usted no tenga que preocuparse de ello. También encontrará muchas recetas probióticas, como la Kombucha de moras y albahaca (p. 122) o el Chucrut de manzana y remolacha (p. 50).

AGUA PARA LA CALMA

Todos sabemos que beber agua es un hábito cotidiano fundamental. Mantenerse hidratado favorece la recuperación de los músculos después del yoga. Pero también ayuda a expulsar las toxinas que se eliminan durante una clase de yoga, debido a las torsiones, sudoración y respiraciones profundas. He aquí una manera sencilla de calcular el agua que debe beber al día: divida su peso en kilos entre 30. El resultado indica el número de litros de agua que necesita consumir a diario. ¡Fácil!

En la sección del programa diario encontrará cómo conseguir un consumo de agua saludable y regular durante el día, pero yo no le puedo decir exactamente cuánto líquido debería ingerir en las comidas. Beber demasiado mientras come puede diluir los jugos gástricos, que son necesarios para descomponer adecuadamente los alimentos. Por lo tanto, mi consejo es que beba todo lo que desee, ya sea zumo, agua o té, al menos hasta 30 minutos antes de comer o una hora después.

Puede beber un poco en la comida y también tomar un vaso de agua tibia con un chorrito de limón media hora antes de comer, pues favorece la secreción de los ácidos estomacales. Pero ingerir mucha agua mientras come dificulta la digestión al organismo. Si sigue mis indicaciones para beber agua, obtendrá la cantidad diaria recomendada de líquido y además cuidará su sistema.

MADRE NATURALEZA

Es fácil mantener el contacto con nuestro cuerpo en el mundo que nos rodea. La clave está en prestar atención a la naturaleza. La sintonía con las estaciones nos permite aprovechar los beneficios que la madre naturaleza nos ofrece. De modo que siga el ritmo de las estaciones.

En los meses de verano la vida está en expansión, en plena manifestación. El sol está en su cénit, los alimentos abundan y la vida vegetal rebosa fuerza vital. Son los meses en los que nos sentimos más vibrantes, y los alimentos ligeros, frescos y dulces sacian nuestro apetito. Los alimentos rebosan de nutrientes para darnos vigor y disfrutar de los días más largos.

A finales de verano experimentamos un cambio, una pequeña pausa entre la energía explosiva estival y el suave descenso otoñal. Aunque los días siguen siendo calurosos, las tardes son más frescas, el sol se pone antes y la cosecha pasa de los frutos jugosos a los más robustos del otoño. La tierra ha ofrecido toda su abundancia y en ese momento la vida parece estar en equilibrio. Es cuando la energía de las estaciones empieza a volver a la tierra y nosotros nos recluimos, habiendo acumulado esa vitalidad.

Al llegar el otoño se produce un gran cambio: la luz disminuye, los días se acortan y la energía regresa a la tierra para el ciclo de latencia. Preparamos platos más consistentes y buscamos las lentejas y otros granos, que responden a la apetencia de alimentos con más almidón, saciantes.

El invierno es la estación de latencia durante la cual la fuerza vital se hunde en el seno de la tierra. Es un buen momento para reflexionar y recuperarse con el fin de que al llegar la primavera la energía brote de nuevo. El frío nos hace procurarnos calor interno, y por esto recurrimos a especias cálidas y a recetas reconfortantes.

Luego llega de nuevo la primavera y marca una milagrosa explosión de vitalidad. Nos sentimos parte de algo más grande que nosotros mismos al ver a la madre naturaleza hacer su magia y reiniciar todos los ciclos. La savia, que es la sangre de la naturaleza, corre por los árboles, crece vida nueva de las profundidades de la tierra y nos rodea una sensación brillante de renovación y creatividad.

Para mantener el contacto con el propio cuerpo, la naturaleza y las estaciones hacen que modifiquemos y sustituyamos lo que comemos a fin de adaptarnos a cada temporada. En las recetas de mi plan alimentario propongo algunas sugerencias.

HÁBITOS ALIMENTARIOS CONSCIENTES

COMER DESPACIO Y CONSCIENTEMENTE

Para comer no hay que correr. Darse tiempo para degustar y disfrutar los alimentos es una de las actividades más saludables: detectaremos antes cuándo estamos llenos, masticaremos mejor facilitando así la digestión, y probablemente notaremos sabores que se nos solían escapar.

Mi primer consejo para disminuir el ritmo es dejar el tenedor sobre la mesa entre bocado y bocado: así masticará más y apreciará cada trozo de comida en vez del plato entero.

ELIMINAR DISTRACCIONES

No suelo comer en completo silencio, pero he incorporado un hábito de cuando era pequeña y mi madre apagaba el televisor a la hora de comer. Recuerdo cómo nos animaba a disfrutar de la familia y a comentar lo que habíamos hecho durante el día.

En la actualidad estamos rodeados de distracciones. Cuesta mucho encontrar lugares sin aparatos electrónicos, pero al desconectar del mundo y centrarnos en nuestro cuerpo y en los alimentos, limitamos el daño potencial que el estrés ejerce en nuestra digestión y honramos la comida que hemos elegido para nutrirnos.

Mi consejo es silenciar el móvil y dejarlo fuera del comedor. Así no hay tentación de cogerlo y toda nuestra atención está en alimentarnos.

DEJAR DE COMER AL ESTAR LLENOS

El cerebro suele tardar entre 20 y 30 minutos en percibir que el estómago está lleno, motivo por el cual a veces comemos demasiado. La mejor manera de no pasarse es seguir el consejo de comer despacio. De esta manera damos tiempo al cerebro para que registre a qué ritmo ingerimos y nos haga comer la cantidad justa. La finalidad es dejar espacio en el estómago para que los jugos gástricos procesen bien los nutrientes.

Poco a poco irá conociendo su cuerpo y averiguará cuál es la cantidad exacta que necesita su estómago, pero al principio le recomiendo que se sirva media ración. Ingiera esta cantidad pausadamente, y deje pasar 20 minutos antes de decidir si quiere comer más. De este modo podrá valorar claramente lo que su cuerpo necesita.

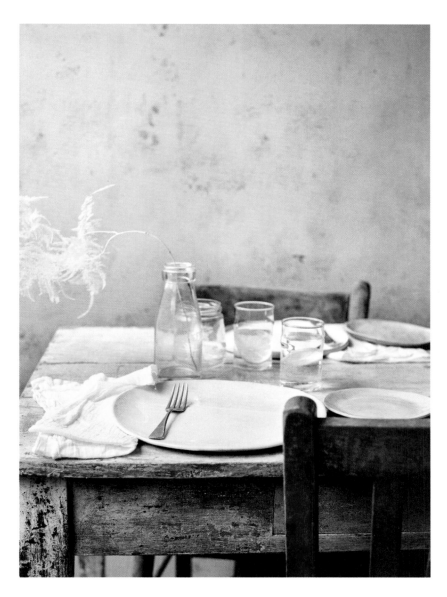

PENSAR EN EL CICLO VITAL DEL ALIMENTO

Desgraciadamente, muchos de nosotros no nos planteamos de dónde vienen los alimentos, más allá del envase. Y es una pena, porque comer nos ofrece la oportunidad de conectar más con el mundo natural y lo que nos rodea.

Si nos paramos a pensar en las personas implicadas en cada componente que llega a nuestro plato –desde los seres queridos (incluido usted) que la han preparado, los que repusieron los estantes, los que plantaron y cosecharon cada ingrediente, los que lo procesaron–, es difícil no sentirse agradecido y conectado con el ciclo vital.

Sea consciente del agua, de la tierra y de otros elementos que formaron parte de la creación del alimento que está comiendo. Seguro que no le supondrá ningún esfuerzo experimentar gratitud por todas las personas que pusieron su energía, y también agradecer a los recursos ambientales que contribuyeron.

LA DESPENSA

Estos son los ingredientes que encontrará en mi despensa yogui. Cada semana utilizo la mayoría de ellos, y muchos los conservo en tarros, pues sus colores y texturas me inspiran. Además de que puede encontrarlos todos en el supermercado, puede almacenarlos durante mucho tiempo.

A la hora de elegir las frutas y hortalizas, plantéese cómo se han cultivado y quién las ha transportado. Yo suelo preferir productos locales antes que ecológicos importados que llegan en avión de otro país. Para limpiar los productos no ecológicos, remójelos en agua con un chorrito de vinagre.

DE ARMARIO

CONDIMENTOS, CONCENTRADOS, LÍQUIDOS

Tomate troceado (latas)
Leche de coco (latas)
Miel
Jarabe de arce
Vinagre de sidra de manzana
Tahini
Salsa tamari
Pasta de tamarindo
Aceite de sésamo tostado
Extracto de vainilla
Cubitos de caldo vegetal

LEGUMBRES, CEREALES, HARINA

Alubias negras
Harina de trigo sarraceno
Trigo sarraceno entero
Judías blancas grandes
Judías blancas pequeñas
Garbanzos (latas)
Harina de garbanzo
Judías mungo secas
Granos de freekeh
Polenta
Alubias rojas
Lentejas rojas
Copos de avena
Harina de espelta

FRUTOS SECOS, SEMILLAS, FRUTA SECA

Mantequilla de almendra
Nueces del Brasil
Virutas de cacao
Cacao en polvo
Semillas de chía
Coco en láminas
Azúcar de coco
Coco rallado
Orejones
Dátiles secos
Higos secos
Bayas de goji
Almendras molidas
Ciruelas
Semillas de calabaza
Quinoa
Almendras crudas
Anacardos crudos
Avellanas crudas
Pistachos pelados crudos
Nueces crudas
Semillas de girasol

ESPECIAS

Semillas de comino
Semillas de cilantro
Hojas de curri
Copos de guindilla
Orégano seco
Semillas de hinojo
Garam masala
Canela molida
Cilantro molido
Comino molido
Zumaque molido
Cúrcuma molida
Semillas de mostaza
Pimentón dulce ahumado

EN LA ENCIMERA

Pimienta negra
Aceite de coco
Hierbas frescas
Aceite de oliva
Sal marina

DE FRIGORÍFICO / CONGELADOR

Miso blanco y miso rojo
Agua de coco
Edamame
Guisantes
Semillas de lino molidas
Queso feta
Queso y cuajada de leche de cabra
Yogur natural entero fresco (o alternativas)
Té matcha (opcional)
Bebidas alternativas a la leche: cáñamo, avena y almendra
Bayas variadas
Aceitunas
Queso parmesano
Chucrut
Espirulina en polvo (opcional)

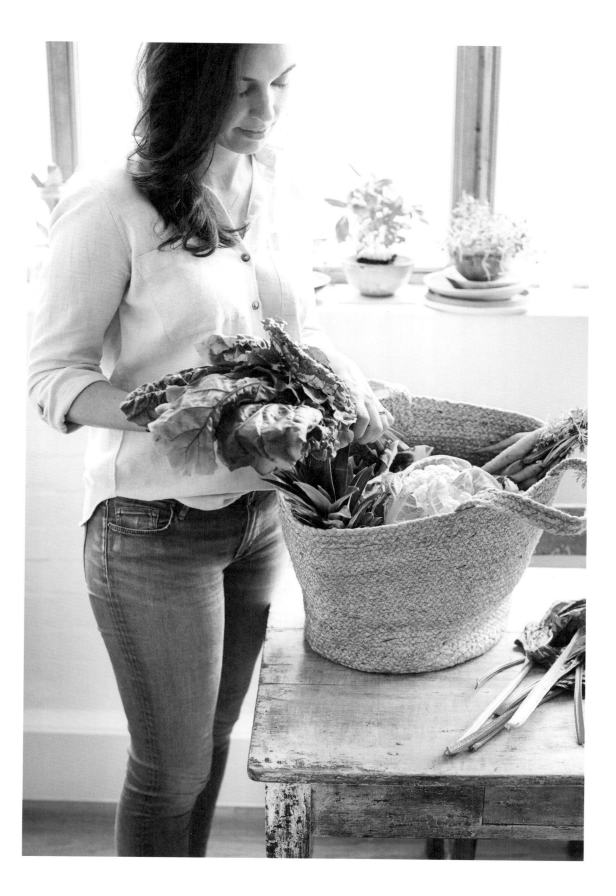

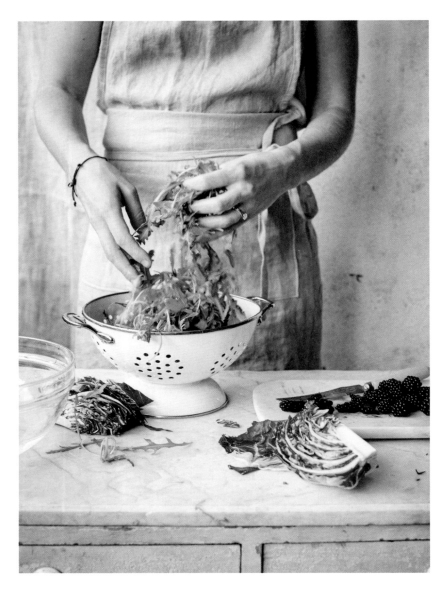

CONSIDERE ESTAS RECETAS UNA PRUEBA PARA CREAR EXPERIENCIAS ÍNTIMAS AGRADABLES. PUEDE PARECERLE UNA SIMPLE COMIDA DE DIARIO, PERO ENCIENDA UNAS VELAS, PREPARE UNA BONITA MESA, BUSQUE UNA FLOR PARA PONERLA EN UN JARRÓN Y MÍMESE DISFRUTANDO DE UNA COMIDA SENCILLA PERO MUY BIEN PREPARADA, EN UN ENTORNO ÍNTIMO Y BUENO PARA EL ALMA.

MENÚS DEL PLAN DE YOGA Y ALIMENTACIÓN

Bienvenido al menú de recetas semanal. Aquí encontrará recetas diarias para cada chacra que complementan los ejercicios de yoga. Es muy fácil de usar; solo hay que buscar el chacra y elegir cada día una opción de menú para el desayuno, la comida y la cena.

Como las tres sugerencias están bien proporcionadas, están pensadas para comer a intervalos de 4 horas con la idea de gozar del máximo flujo energético durante toda la jornada. Si no le resulta posible cocinar tres veces cada día, no se apure ni piense que no está cumpliendo con el programa. Tan solo con una receta al día ya estará ofreciendo un regalo a su cuerpo. Si se salta un día, no se preocupe, simplemente empiece de nuevo al día siguiente. Somos humanos y en el camino hacia una vida más feliz y saludable no hay lugar para el perfeccionismo, de modo que si solo sigue una parte del menú programado cada día, puede felicitarse y esperar con ilusión el día siguiente.

También incluyo ocho propuestas dulces y saladas a modo de tentempiés energéticos, para tomar como máximo dos raciones al día.

ENERGÍA MÁXIMA ANTES DE LA CLASE MATINAL

Evite comer durante al menos una hora antes de la práctica matutina de yoga. La clave está en hallar el equilibrio entre nutrirse y llenarse en exceso. Si come demasiado antes de una clase, el calor y la energía irán directamente a la digestión en vez de centrarse en los ejercicios, lo cual le resultará incómodo a la hora de hacer flexiones, invertir la postura o realizar *bandhas* (contracciones musculares).

ENERGÍA MÁXIMA ANTES DE LA CLASE DE LA TARDE

Si practica yoga por la tarde y le entra hambre antes de la clase, tome frutos secos y alguna fruta poco ácida y saciante, por ejemplo plátano, melocotón, mango o bayas, siempre como mínimo 20 minutos antes de la sesión.

CHACRA DE LA RAÍZ
desarrollo

Alimentos clave para el chacra de la raíz:
ALIMENTOS ROJOS: tomate, frambuesa, fresa,
hibisco, grosella
TUBÉRCULOS: remolacha, chirivía, zanahoria,
boniato, apionabo
ALIMENTOS CON ALTO CONTENIDO DE FIBRA
INSOLUBLE: semillas de chía
ALIMENTOS PROTEICOS: frutos secos y legumbres
ALIMENTOS RICOS EN VITAMINA D Y CALCIO PARA LOS
HUESOS: semillas de sésamo/tahini
ESPECIAS PARA MOLER: jengibre, canela, clavo, nuez
moscada, comino
Disfrute de comidas caseras reconfortantes y
evite alimentos estimulantes como la cafeína y los
azúcares refinados

El desayuno Bircher siempre ha sido mi favorito para tomar avena durante los meses estivales. Rara vez me apetecen gachas calientes una mañana calurosa de verano, sin embargo este desayuno también puede convertirse en un bol cálido durante las estaciones frías.

Si prepara gachas, simplemente añada todos los ingredientes al cazo excepto las frambuesas, y caliéntelo unos minutos para cocer la avena, como haría para unas gachas normales. Una vez cocida la avena, retire el cazo del fuego e incorpore las frambuesas aplastadas. Sírvalo con el pistacho troceado por encima.

MUESLI BIRCHER DE MANZANA Y FRAMBUESA
con confeti de pistacho (v)

2 RACIONES

100 g de copos de avena
½ cucharada de canela molida
240 ml de leche de avena, u otra a su gusto
1 cucharadita de extracto de vainilla
1 cucharada de jarabe de arce
2 manzanas ralladas (con piel)
1 cucharada de semillas de girasol
1 cucharada de semillas de calabaza
125 g de frambuesas frescas o congeladas

PARA DECORAR

yogur natural entero (vegano, si lo prefiere)
pistachos crudos troceados
polen de abeja (opcional para veganos)

Ponga la avena en un cuenco mediano, añada la canela y remueva. Agregue leche, extracto de vainilla y jarabe de arce, y remueva de nuevo. Añada las manzanas ralladas y las semillas, y mezcle bien. Cubra el cuenco con papel film transparente y refrigérelo toda la noche o al menos 20 minutos. Si usa frambuesas congeladas, sáquelas antes y deje que se descongelen en un bol.

Cuando el muesli haya reposado, retire el papel film y remueva. Puede añadirle agua, si lo desea más claro. Aplaste las frambuesas con un tenedor y añádalas al muesli. Mézclelo. El muesli Bircher adoptará un bonito color rosado. Pruébelo y rectifique de sabor. Puede añadir más canela, frambuesas o jarabe de arce.

Sirva el desayuno en dos cuencos con una buena cucharada de yogur, pistachos troceados y un poco de polen, si lo desea. Se conserva 3-5 días en el frigorífico.

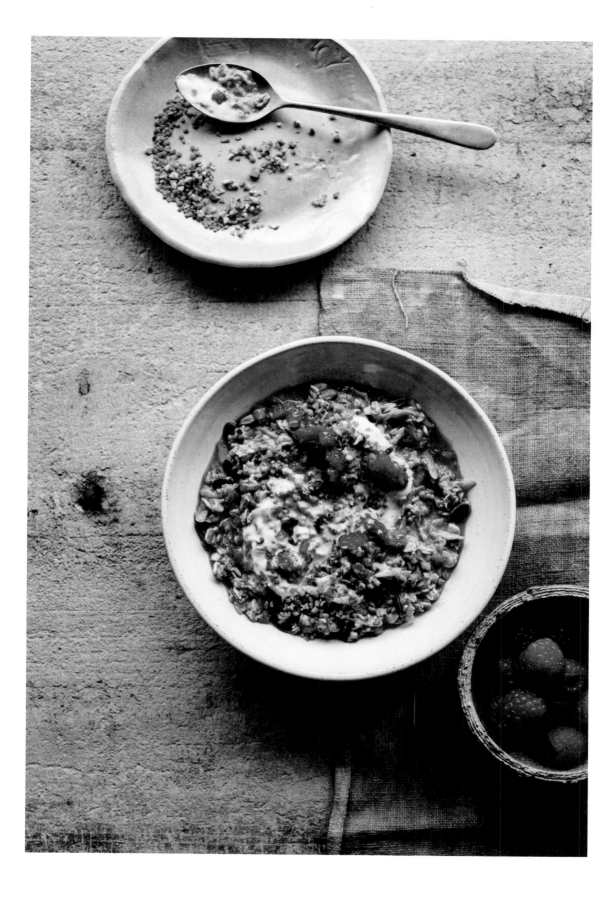

Las fresas dan categoría a cualquier batido, y este resulta cremoso y ligero, a la vez que refrescante. Justo lo que uno necesita después de una sesión matinal de yoga. Este batido también le aportará energía, porque al llevar avena, yogur y anacardos, repone fuerzas y proporciona una sensación de saciedad bastante duradera.

BATIDO DE FRESAS Y AVENA

2 RACIONES

200 g de fresas, limpias y troceadas
1 cucharadita de extracto de vainilla
40 g de copos de avena
1 cucharada de anacardos crudos
120 g de yogur entero natural, de coco o griego
400 ml de leche de avena, u otra a su gusto
2 cucharadas de jarabe de arce
6-8 cubitos de hielo (opcional)

Disponga las fresas y la vainilla en el vaso de la batidora y triture. Reparta en dos vasos.

Limpie el vaso de la batidora, añada la avena, los anacardos, el yogur, la leche, el jarabe de arce y el hielo (si lo usa). Triture durante 2-3 minutos o hasta que quede bien cremoso. Vierta la mezcla sobre la crema de fresas y sirva.

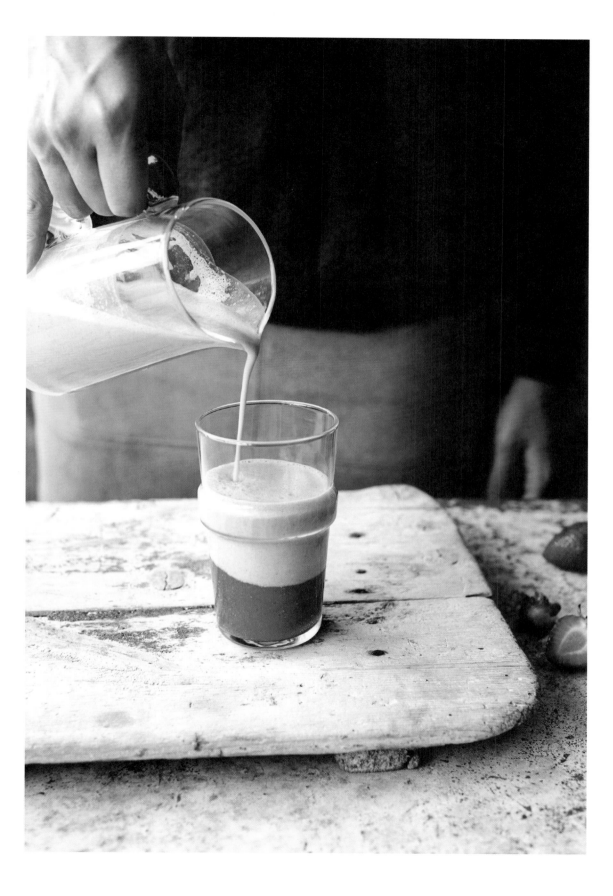

Este desayuno es tan sibarita que es como tomar postre a primera hora de la mañana. Si no es temporada de fresas, puede utilizarlas congeladas, pero las frambuesas frescas o congeladas también quedan bien.

La crema de chía con vainilla y anacardos combina perfectamente con puré de mango o pulpa de maracuyá. Sea creativo con las frutas de temporada y prepare el desayuno a su gusto.

PUDIN CREMOSO DE VAINILLA Y CHÍA
con hilillos de fresa (v)

2 RACIONES

200 g de fresas, limpias y cortadas

CREMA DE VAINILLA Y CHÍA

30 g de anacardos o nueces de macadamia, crudas y remojadas en agua mineral 3-4 horas

400 ml de leche de coco entera en lata

2 cucharaditas de extracto de vainilla o pasta de vainilla

2 cucharadas de jarabe de arce o 4 dátiles secos deshuesados

75 g de semillas de chía

PARA DECORAR

yogur entero de coco
arándanos
pistachos crudos troceados
polen de abeja (opcional para veganos)

Para preparar la crema de vainilla y chía, ponga todos los ingredientes en la batidora, excepto las semillas de chía, y triture a velocidad alta al menos 2 minutos o hasta que se forme un líquido suave y todos los frutos secos y dátiles (si los usa) se conviertan en puré. Hay que conseguir una consistencia muy fina.

Vierta la crema en un cuenco grande y agregue las semillas de chía, asegurándose de que quedan bien distribuidas en el líquido y no se forman grumos. Yo siempre utilizo un batidor de globo en este paso. Pase la mezcla a dos boles y reserve durante al menos 20 minutos para que las semillas absorban el líquido.

Disponga las fresas en un cuenco poco hondo, y con el dorso de un tenedor empiece a pisarlas hasta obtener una consistencia similar a la compota.

Ponga una cucharada de la compota de fresas en cada bol y remueva ligeramente, creando un remolino en la superficie. Sirva con una buena cucharada de yogur, arándanos, pistachos troceados y polen de abeja, si lo desea.

Se conserva en el frigorífico hasta 3 días, o más tiempo en el congelador.

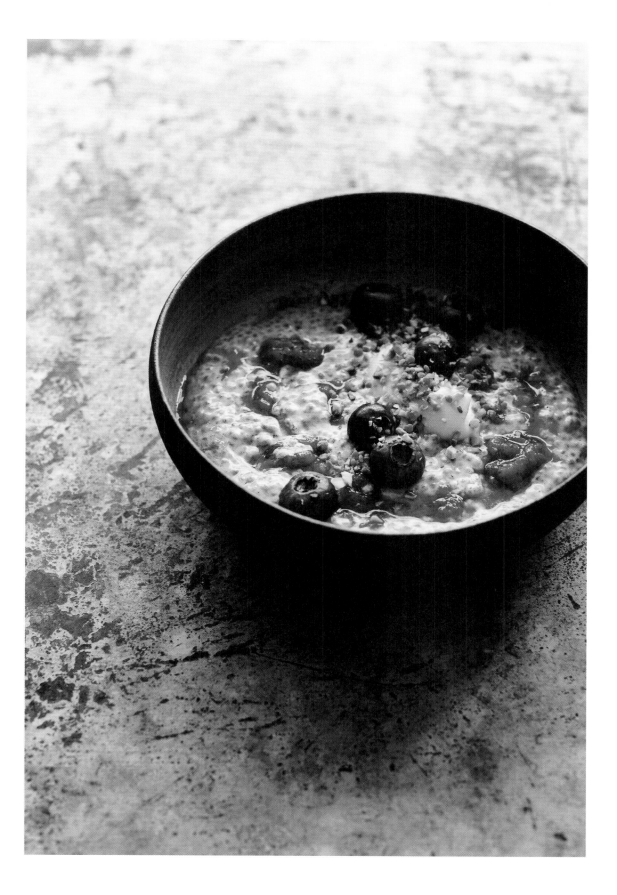

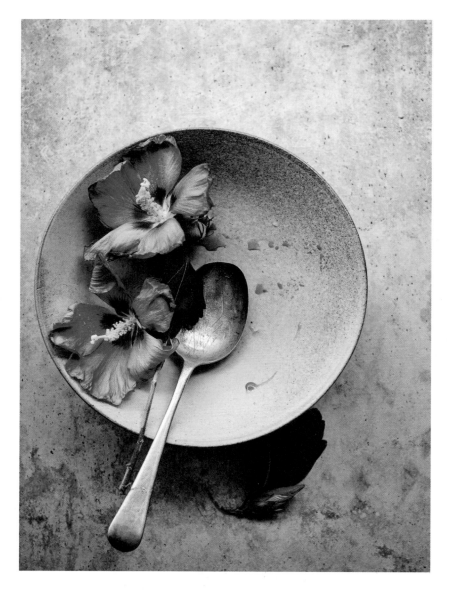

UN CHACRA DE LA RAÍZ EQUILIBRADO JUEGA UN PAPEL IMPORTANTE
EN LA SALUD. CUANDO ESTÁ EN ARMONÍA, SIN BLOQUEOS, UNO SE
SIENTE SANO, ESTABLE, RELAJADO, CONFIADO, SEGURO Y PRÓSPERO.
DISPONDRÁ DE ABUNDANTE ENERGÍA ADEMÁS DE LA CAPACIDAD
DE PENSAR EN TODAS LAS ÁREAS DE LA VIDA. PREDOMINARÁN LAS
SENSACIONES DE ESTAR CENTRADO, EN CALMA Y ORGANIZADO. LOS
DEMÁS PUEDE QUE LE DESCRIBAN COMO ALGUIEN CON SENTIDO
COMÚN Y SE SENTIRÁ A GUSTO CONSIGO MISMO, FÍSICA
Y MENTALMENTE.

UN CHACRA DE LA RAÍZ DESEQUILIBRADO PODRÍA GENERAR FALTA DE
CAPACIDAD PARA CENTRARSE O MANTENER LA MOTIVACIÓN, ADEMÁS
DE VULNERABILIDAD, OBSESIONES, AGRESIVIDAD, MAL HUMOR,
INSEGURIDAD, INCAPACIDAD PARA RELAJARSE Y ANSIEDAD.

Para crear la vida que desea, necesita encontrar su centro y arraigare. Tener los pies en el suelo otorga la base para sentirse seguro, da una sensación de pertenencia y le conecta con el mundo físico. Bien enraizado, se sentirá con confianza, abierto a nuevas vivencias, y actuará en consecuencia para conseguir sus sueños.

Pero cuando la vida no nos ofrece lo mejor, la seguridad y la sensación de pertenencia se disipan, y uno se desestabiliza. Es momento de ser tenaz y regresar a los hábitos, con el fin de afianzarse. Si bien las rutinas son esenciales y aportan muchos beneficios, con ello tendemos a estancarnos, eso sí, si uno lo permite.

Permanecer en modo de supervivencia nos aísla de las emociones inesperadas de la vida. Por eso he incluido este batido con la bella flor de hibisco. No solo es una gozada para la vista, sino que se trata de un ingrediente poco usual. Proporciona un color carmín intenso a cualquier líquido, y su sabor ácido recuerda a la granada o al arándano rojo. Además, es posible que le sorprenda su toque almonado y una delicada robustez. Si no dispone de ella, sustituya la flor por un té con fuerte sabor a bayas o fruta en polvo, como asaí, cereza o granada.

BATIDO DE COCO, HIBISCO Y FRAMBUESAS (v)

2 RACIONES

1 ½ cucharaditas de hibisco en polvo o 2 bolsitas de té con flor de hibisco
400 ml de leche de coco entera en lata
125 g de frambuesas congeladas
1 plátano maduro
1 cucharadita de lúcuma en polvo
6-8 cubitos de hielo (opcional)

Si utiliza bolsitas de té con flor de hibisco, déjelas reposar en 300 ml de agua hirviendo. Ponga las bolsitas en el agua y deje que se enfríe por completo. Puede hacerlo la víspera o incluso antes de salir de casa por la mañana.

Para preparar el batido, triture los ingredientes en la batidora durante 2-3 minutos. Viértalo en dos vasos y disfrute.

Por ser tan colorida y tan bonita, esta ensalada es un entrante fantástico cuando tenemos invitados, aunque también queda perfecta en una comida sencilla. Si tiene poco tiempo, corte la remolacha en rodajas finas con una mandolina en lugar de asarla. ¡Esta combinación tan versátil siempre da en el clavo!

ENSALADA DE HINOJO, REMOLACHA, VINAGRE BALSÁMICO Y NARANJA

con requesón de feta

2 RACIONES

2 remolachas, rojas o amarillas
2 cucharadas de aceite de oliva virgen extra, un chorrito para cocinar la remolacha y más para servir, si lo desea
1 bulbo de hinojo grande (reserve las hojas)
2 cucharaditas de zumo de naranja recién exprimido
2 cucharaditas de zumo de limón recién exprimido
1 endibia morada con las hojas separadas, recortadas y limpias
un puñado de rúcula
2 naranjas peladas y en gajos
1 cucharadita de crema de vinagre balsámico
sal marina y pimienta negra gruesa molida

REQUESÓN DE FETA
60 g de queso feta en dados
60 g de requesón
2 cucharaditas de aceite de oliva virgen extra

Precaliente el horno a 180 °C/Gas 4.

Lave y frote la remolacha bajo un chorro de agua fría. Póngala en un cuenco grande y mézclela con un chorrito de aceite de oliva y un poco de sal y pimienta. Envuelva cada remolacha en papel de aluminio y colóquela en una bandeja de horno. Ásela durante 1 hora (o más, según el tamaño) o hasta que se pinche fácilmente con un cuchillo afilado. Cuando la remolacha esté a punto, déjela en una bandeja (aún envuelta en aluminio) hasta que esté lo bastante templada como para manipularla. Quite los extremos, pélela y córtela en gajos. Reserve.

Recorte la parte superior e inferior del hinojo y corte el bulbo por la mitad a lo largo. Retire el corazón con un cuchillo y corte cada mitad a lo ancho en rodajas de unos 2 mm, con mandolina o cuchillo.

Ponga el hinojo cortado en un cuenco. Añada al aceite de oliva el zumo de naranja y limón, y mézclelo con cuidado. Salpimiente al gusto y reserve.

Para el requesón de feta, mezcle el queso feta con el requesón, aceite de oliva, sal y pimienta en el vaso de la batidora. Bata muy bien los ingredientes. Páselo a un cuenco pequeño y reserve.

A la hora de servir, reparta la endibia y las hojas de rúcula en dos platos, luego extienda por encima una capa de hinojo, gajos de naranja, remolacha y la crema de vinagre. Reparta el requesón de feta con una cuchara. Si lo desea, rocíe ligeramente con aceite de oliva virgen extra.

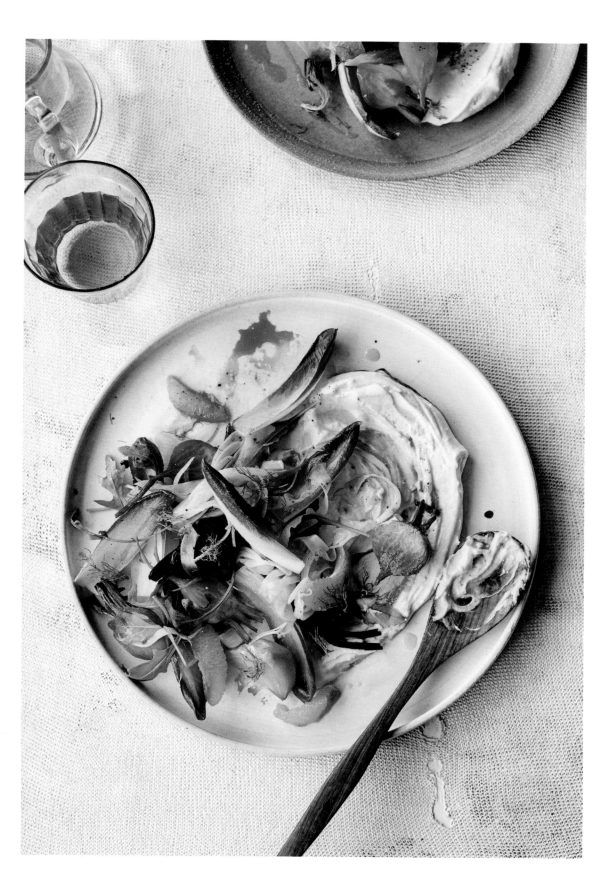

Este es el típico plato en el que me gusta recrearme. Es una verdadera experiencia para el chacra de la raíz, pues el tiempo parece detenerse y te transporta a una conexión interior.

Si es usted de gustos tradicionales, puede reemplazar el parmesano de la receta por pesto, y si le apetece probar la versión vegana, apuesto a que no echará de menos el queso.

BOL DE GRATITUD
con chucrut de manzana y remolacha (v)

2 RACIONES

QUINOA CON PESTO VEGANO

90 g de albahaca, con tallos y hojas
3 cucharadas de copos de levadura nutricional
70 g de piñones
1 cucharadita de sal marina
150 ml de aceite de oliva virgen extra (o más, si es necesario) y 50 ml para conservar el pesto
60 g de quinoa lavada

CHUCRUT DE MANZANA Y REMOLACHA

600 g de col lombarda, cortada en tiras finas con mandolina
1 cucharada de sal marina
1 remolacha mediana-grande, pelada y rallada
2 manzanas, sin corazón y ralladas
2 estrellas de anís

Empiece preparando el chucrut y no se preocupe si no lo hizo con antelación. Le enseñaré cómo elaborar la versión más completa, pero si quiere una variante más rápida, lea el consejo que doy al final de la receta.

Sazone la col y remuévala con las manos en un cuenco grande durante 2 minutos. Al mezclarla con la sal, debería notar que la col empieza a soltar agua. Añada la remolacha y la manzana ralladas y el anís, y remueva bien. Ponga la mezcla en un tarro de vidrio o en un recipiente de cristal con tapa hermética. Si no dispone de vidrio, un recipiente de plástico servirá. Presione la mezcla en el recipiente de modo que no queden huecos. Añada suficiente agua para cubrir hasta 2 cm por encima de la col.

Tape el recipiente con un trozo de tela o trapo de cocina limpio y coloque una goma alrededor para sellarlo. A continuación, déjelo sobre una bandeja en un lugar fresco y oscuro toda la noche para que empiece a fermentar a temperatura ambiente durante 3-5 días, rellenando con agua cuando sea necesario para que el chucrut esté siempre cubierto. Sabrá que está listo cuando empiecen a aparecer burbujas en la superficie. Llegado el momento, retire la tela y rellene con 2 cm más de agua antes de refrigerarlo. El chucrut se conservará hasta 1 mes en el frigorífico.

MÁS INGREDIENTES Y PREPARACIÓN…

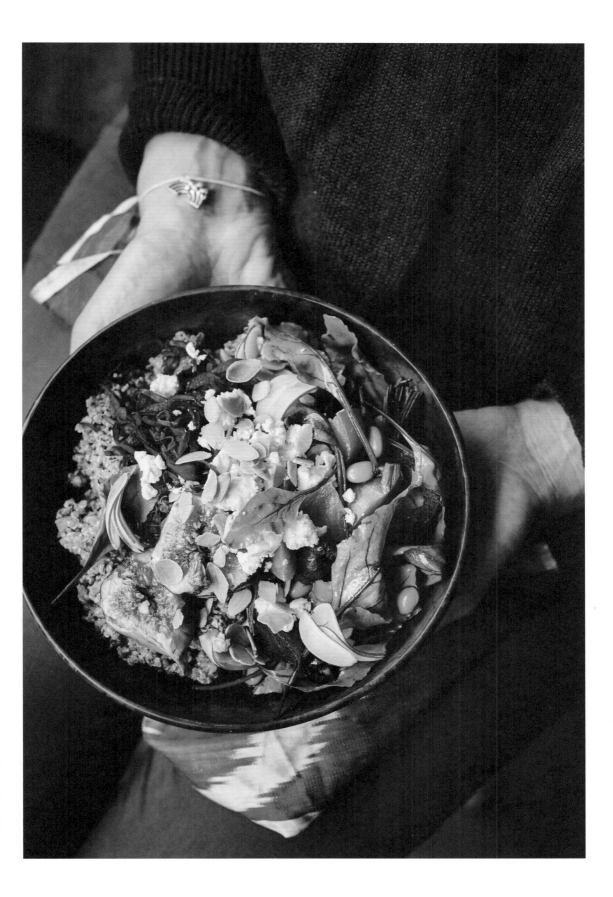

ALIÑO

2 cucharadas de aceite de oliva
1 cucharada de vinagre balsámico
1 cucharada de jarabe de arce
sal marina y pimienta negra
    gruesa molida

ENSALADA

2-3 remolachas cocidas
    compradas
3 rábanos en rodajas finas
40 g de edamame
1 cucharada de aceitunas negras
    sin hueso troceadas
1 puñado de acelgas rojas baby
    u hojas de espinacas

PARA SERVIR

2 higos frescos
almendras tostadas troceadas
queso de cabra o feta (opcional
    para veganos)

Para preparar el pesto, ponga la albahaca, los piñones, la sal y el aceite de oliva en la batidora y triture bien. Añada un poco más de aceite para lograr la consistencia deseada y rectifique de sal. Ponga el pesto en un tarro de cristal o un recipiente alto. Añada 50 ml de aceite de oliva. El aceite de oliva actúa como conservante y evita que el pesto se estropee. Asegúrese siempre de que el pesto está cubierto por una capa de aceite, así le durará semanas.

Para cocer la quinoa, póngala en un cazo pequeño y añada suficiente agua fría para cubrirla, sobrepasando 1 cm. Luego lleve a ebullición y deje cocer 10-12 minutos, o hasta que el agua se evapore. Retire enseguida el cazo del fuego, tápelo con un trapo de cocina limpio y ponga una tapa encima. De esta manera se absorberá la humedad sobrante. Reserve y deje templar la quinoa para que adquiera una textura ligera y esponjosa.

Mientras, prepare el aliño para la ensalada mezclando todos los ingredientes y salpimentando.

Para la ensalada, corte la remolacha en cuñas. Colóquela en un cuenco con los rábanos, el edamame y las aceitunas. Agregue las acelgas o espinacas y mézclelo. Reserve.

Disponga la quinoa en un cuenco y añada la cantidad de pesto que desee para teñirla de un bonito color verdoso.

Para servir, reparta la ensalada en boles, añada un poco de quinoa al pesto y otro poco de chucrut de manzana y remolacha. Abra los higos con los dedos y ponga la pulpa en los boles, espolvoree con almendras tostadas y con queso de cabra o feta, si lo prefiere.

CONSEJO

Para preparar una versión rápida del chucrut de manzana y remolacha, tome un tarro de chucrut normal, añada remolacha y manzana ralladas, y 1 cucharada de jengibre rallado. Remueva la mezcla y en menos de 5 minutos ya tiene listo un chucrut colorido y sabroso.

Dos de las mejores maneras de equilibrar el chacra de la raíz consisten en comer conscientemente e incluir en la dieta diaria alimentos reconfortantes, como los tubérculos. Al comer verdura cultivada bajo tierra, se confiere una frecuencia de arraigo al cuerpo que puede aliviar la sensación de desequilibrio. Esta lasaña es un buen plato para empezar. Yo utilizo apionabo en lonchas finas en lugar de placas de pasta, y he creado una salsa de tomate que tiene sabor a tierra, con lentejas verdes y especias garam masala.

Descarte el parmesano si prepara una versión vegana, o use el queso de anacardos de la sopa de moras de la p. 148.

LASAÑA DE APIONABO

2 RACIONES

SALSA DE TOMATE

1 cucharada de aceite de oliva virgen extra, y más para el final
3 tallos de apio en dados finos
2 cucharadas de concentrado de tomate
1 lata de 400 g de lentejas verdes
1 lata de 400 g de tomate troceado
½ cucharadita de especias garam masala
1 cucharadita de sal marina
1 cucharada de hojas de perejil picadas

PARA EMPLATAR

¼ apionabo grande, pelado y cortado en láminas finas
40 g de queso parmesano rallado
½ berenjena grande en láminas largas y finas
1 calabacín en láminas largas y finas

Empiece preparando la salsa de tomate. Ponga en un cazo antiadherente aceite de oliva y el apionabo y saltéelo a fuego medio durante 2-3 minutos o hasta que quede tierno. Eche también el concentrado de tomate y 50 ml de agua, y remueva. Añada la lata de lentejas con su jugo y la lata de tomate troceado. Agregue las especias garam masala y mezcle bien. Cuando empiece a sofreír, tape el cazo y deje cocer a fuego lento 10 minutos. Retire del fuego y agregue la sal marina y el perejil.

Precaliente el horno a 180 °C/Gas 4. Para montar la lasaña, extienda una capa fina de salsa de tomate en la base de una bandeja de horno de 28 × 18 cm. Disponga una capa de láminas de apionabo sobre la salsa. Añada otra capa de salsa y espolvoree con parmesano. Luego forme otra capa con la berenjena y siga con la salsa de tomate, parmesano, apionabo y berenjena hasta que se acabe la salsa de tomate, pero reserve un poco de parmesano para el final. Para la última capa disponga las láminas de calabacín en forma de celosía. Rocíe esta capa con aceite de oliva y finalmente espolvoree con parmesano.

Cubra la bandeja con papel de aluminio y hornee durante 45 minutos. Retire el aluminio y dore la lasaña 10-15 minutos más o hasta que la vea crujiente y las capas de verduras estén bien cocidas. Sáquela del horno y déjela reposar 15 minutos antes de servir.

De todas las recetas, esta mi favorita. Si tiene invitados, causará sensación y seguro que quieren sumarse al plan de recetas y yoga.

Está más sabrosa si se come recién hecha, pero está igualmente rica si se prepara con antelación para después del yoga.

VERDURAS HASSELBACK
con zanahorias a la salvia y al jarabe de arce, y yogur con tropezones de nuez y dátil

2 RACIONES

2 remolachas pequeñas-medianas limpias y peladas
2 boniatos pequeños
2 chirivías, limpias y peladas
1 calabacín
20 g de mantequilla sin sal, fundida
10 g de queso parmesano rallado
15 g de migas de pan fresco
sal marina y pimienta negra gruesa molida
2 puñados de hojas de rúcula, para servir

ZANAHORIAS A LA SALVIA

500 g (unas 16) de zanahorias baby normales o de variedades tradicionales, limpias y peladas
unas 16 hojas de salvia
unos 16 clavos de olor
2 hojas de laurel
4 tiras de piel de naranja y el zumo recién exprimido de 1 naranja
2 cucharada de jarabe de arce
2 cucharadas de aceite de oliva virgen extra, y más para el asado

YOGUR CON NUECES Y DÁTILES

65 g de yogur griego entero
35 g de dátiles sin hueso y troceados
25 g de nueces tostadas y troceadas
1 cucharada de aceite de oliva virgen extra

Precaliente el horno a 200 °C/Gas 6. Forre una bandeja de horno con papel vegetal.

A intervalos de 3-6 mm, haga cortes profundos, en forma de rodajas finas, en las remolachas, boniatos, chirivías y calabacín, sin llegar a cortarlos del todo, que queden de una pieza. Dispóngalos sobre una bandeja de horno, rocíelas con la mitad de la mantequilla fundida y salpimiéntelas. Ase las verduras durante 1 hora y sáquelas. Mezcle el queso con las migas de pan y espolvoréelo sobre las verduras. Rocíe con el resto de mantequilla y vuelva a meter la bandeja en el horno unos 10 minutos más para que se doren.

Mientras se cuecen las verduras Hasselback prepare las zanahorias. Envuelva cada una con una hoja de salvia y fíjela con un clavo de olor para que no se suelte. Reparta las zanahorias en una bandeja de horno algo engrasada lo suficientemente grande para que quepan en una sola capa. Añada las hojas de laurel, la piel de naranja y su zumo. Rocíe con el aceite de oliva y el jarabe de arce y salpimiente. Agregue 120 ml de agua y cubra los alimentos con papel de aluminio. Ase las zanahorias 20 minutos, luego retire el papel de aluminio y áselas 10-20 minutos más o hasta que queden tiernas pero consistentes. Retire las zanahorias del horno y tápelas con aluminio para que no se enfríen.

Para preparar el yogur con nueces y dátiles, remueva un poco el yogur, añada los dátiles, las nueces y el aceite de oliva, y mézclelo todo. Manténgalo refrigerado hasta el momento de servir.

Finalmente, saque las verduras Hasselback del horno y corte el calabacín por la mitad. Ponga un puñado de rúcula y medio calabacín en cada plato. Reparta las verduras Hasselback y las zanahorias en los platos y sirva con una cuchara el yogur con nueces y dátiles.

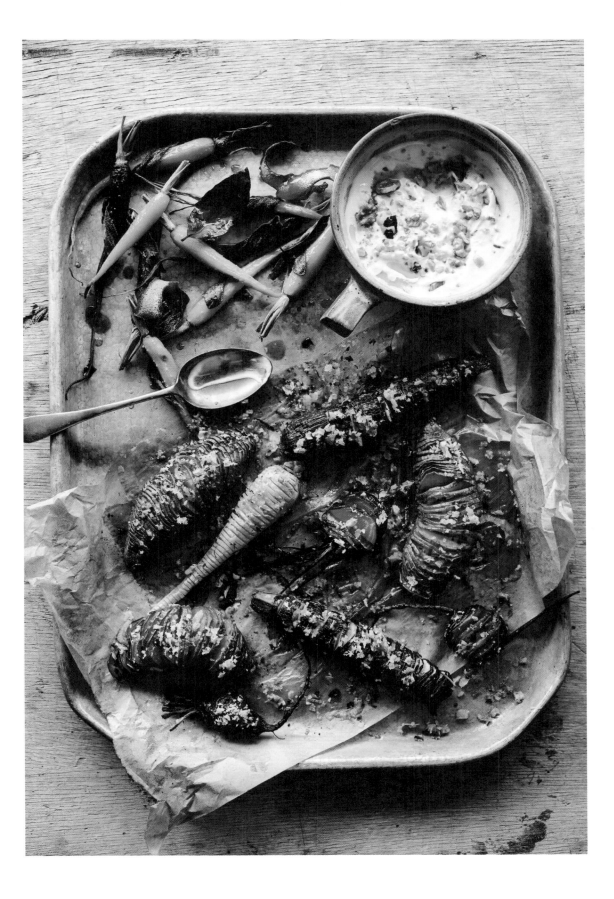

CHACRA DEL SACRO
honor

Alimentos clave para el chacra del sacro:

ALIMENTOS NARANJAS: papaya, mango, naranja, zanahoria, calabaza, boniato, albaricoque

ALIMENTOS PARA LA SALUD DIGESTIVA: fermentados, como el miso, tempeh, kimchi, chucrut, kéfir, kombucha, tamari, yogur fresco entero, etc.

ALIMENTOS PARA LA SALUD REPRODUCTIVA: maca en polvo, alga kelp

Disfrute del pan de masa madre y evite los azúcares refinados, los alimentos ricos en proteínas y comidas difíciles de digerir

Si no dispone de papaya, utilice mango, nectarina o melocotón para la crema del batido. En los meses fríos, cuando no apetece mucho una crema de frutas frescas, prepare un batido con los ingredientes a temperatura ambiente.

La temporada de las papayas es al principio del verano, pero como se cultivan industrialmente, es posible encontrarlas todo el año. El truco consiste en elegir una papaya madura con la piel de color amarillo oscuro o naranja, asegurándose de que la pulpa sea del mismo tono. Por supuesto, no es imprescindible servir la crema del batido dentro de la papaya partida: sea creativo y recurra a otras frutas, como melón, o simplemente utilice un bol de desayuno que quede mono.

BOL DE BATIDO DE PAPAYA Y FRAMBUESA
con cuajada de maracuyá (v)

2 RACIONES

BATIDO

1 papaya madura
zumo de ½ limón recién exprimido
2 plátanos maduros en rodajas de 2 cm congeladas
½ aguacate pelado y sin hueso, en dados de 2 cm congelados
120 g de frambuesas congeladas
4 cucharadas de zumo de remolacha
2 cucharadas de mantequilla de coco (opcional)
2 cucharadas de proteína en polvo vegana con sabor a vainilla

CUAJADA DE MARACUYÁ

3 maracuyás maduros
1 cucharada de zumo de limón recién exprimido
1 cucharada de mantequilla de coco

PARA DECORAR

frambuesas
kiwi cortado por la mitad en trozos desiguales
coco tostado en láminas
polen de abeja (opcional para veganos)

Empiece preparando la cuajada de maracuyá. Corte por la mitad los maracuyás y retire con una cucharilla la pulpa y las semillas. Ponga la pulpa en un cazo pequeño, añada el zumo de limón y la mantequilla de coco, y bata a fuego lento hasta que la mantequilla se disuelva. Pase la cuajada a un tarro de cristal y póngalo en el frigorífico mientras prepara la crema del batido.

Corte las papayas por la mitad a lo largo. Retire las semillas con una cucharilla y deséchelas. A continuación, con la misma cucharilla, retire una capa de 5 mm de grosor de la pulpa de las papayas y póngala en el vaso de la batidora. Reserve las mitades de papaya.

Añada al vaso de la batidora el resto de ingredientes para el batido y triture a velocidad alta. Es posible que necesite ayudarse de una espátula para ir incorporando los ingredientes con el fin de obtener una textura suave.

Vierta el batido en las mitades de papaya. Luego decore con los ingredientes elegidos y la cuajada de maracuyá. Disfrute, y no olvide rascar el fondo con la cuchara para no dejar nada de pulpa.

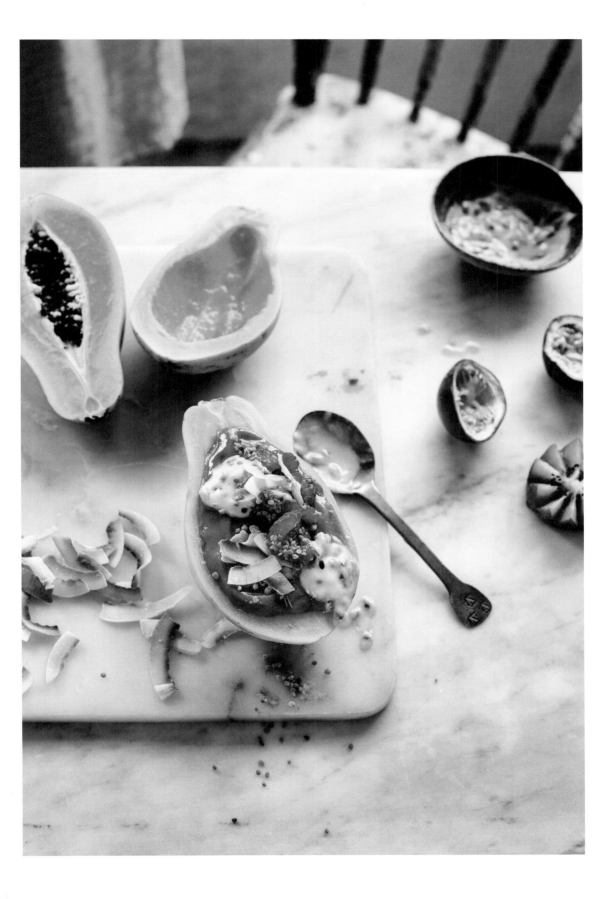

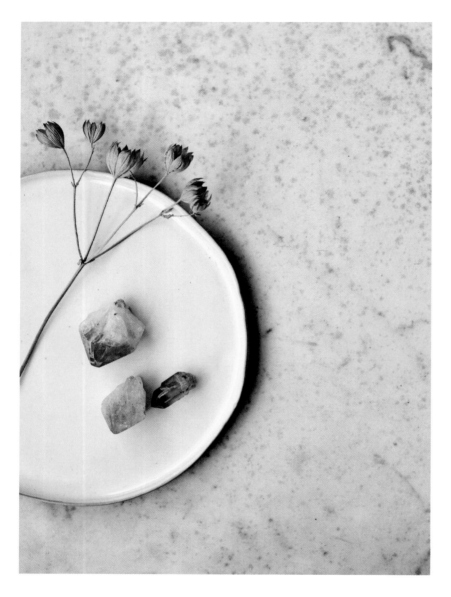

HOY ME PERMITO DISFRUTAR Y SER CREATIVO.

Mi padre, al que por cierto le encantan las gachas dulces con leche, sin nada más, no estaría de acuerdo con lo que voy a decir, pero a mí las gachas de avena así, tan simples, me resultan algo aburridas. Creo que la avena necesita ingredientes que la animen, como los frutos secos de la granola, o por ejemplo la receta de galletas saladas de calabacín, feta y aceitunas que aparece en mi libro *The Yoga Kitchen*, publicado en inglés en el Reino Unido.

Él creció en las frías mañanas de Oxford, pero yo me crie bajo el sol australiano, que entraba hasta la mesa de la cocina. Así que la forma más rápida y fácil de alegrar un poco las gachas de avena era añadirles yogur, manzana rallada y frutos secos.

Aunque yo no dejaría la avena en remojo desde la víspera, se puede hacer, ya que se ablanda más y la textura es aún más cremosa. Si decide preparar la avena la víspera, siga las instrucciones hasta el punto en que se añade la granada y los pistachos. Cubra la avena toda la noche, y por la mañana incorpore la granada y los pistachos. Luego sírvala y decórela.

BIRCHER DE YOGUR DE COCO Y MANGO (v)

2 RACIONES

BIRCHER

85 g de yogur de coco
80 g de mango triturado
1 manzana rallada
80 g de copos de avena
1 cucharada de zumo de limón recién exprimido
2 cucharadas de semillas de granada
1 cucharada de pistachos crudos troceados

PARA DECORAR (OPCIONAL)

coco en láminas
trigo sarraceno entero
semillas de granada
pistachos crudos troceados

Ponga el yogur y el mango en un cuenco. Remueva para que se mezclen bien. Añada la manzana rallada, la avena y el zumo de limón. Remueva y agregue las semillas de granada y los pistachos.

El muesli Bircher adoptará un bello color anaranjado. Pruébelo y rectifique de dulzor y sabor. Tal vez le apetezca con más zumo de limón.

Sirva el desayuno Bircher en boles con láminas de coco, trigo sarraceno y más pistachos y semillas de granada, si le apetecen. Tómelo enseguida o consérvelo en el frigorífico 3-5 días.

Creo que es bueno incluir en la dieta los alimentos más nutritivos. Así que, aunque a algunos le sorprenderá la idea de mezclar espirulina con el yogur, deberían agradecerme que les proporcione la dosis diaria recomendada de verduras.

GRANOLA ESPECIADA CON JARABE DE ARCE, PACANAS Y NARANJA
con ensalada de bayas y yogur redentor (v)

2-4 RACIONES

40 g de trigo sarraceno entero
100 g de copos de avena
90 g de pacanas
40 g de arándanos rojos
2 cucharadas de semillas
    de calabaza
1 ½ cucharadas de semillas
    de lino
½ cucharada de canela molida
1 cucharadita de pimienta
    de Jamaica molida
una pizca de sal marina
raspadura de 1 naranja
½ cucharadita de extracto
    de vainilla
4 ½ cucharadas de jarabe
    de arce
2 ½ cucharadas de aceite
    de oliva virgen extra

ENSALADA DE BAYAS

50 g de frambuesas
50 g de arándanos
50 g de fresas limpias y cortadas
    en cuartos

YOGUR REDENTOR

2 cucharadas de jarabe de arce
½ cucharadita de espirulina
    en polvo
6 cucharadas de yogur natural
    entero (vegano, si lo prefiere)

Para la granola, precaliente el horno a 160 °C/Gas 2-3 y forre una bandeja de horno con papel vegetal. Ponga todos los ingredientes en un cuenco grande y mézclelos bien, de forma que los secos queden impregnados del jarabe de arce y aceite de oliva.

Extienda la mezcla sobre la bandeja y hornéela 50-60 minutos hasta que se dore. Asegúrese de que al levantar una esquina del papel vegetal la granola se vea dorada. Deje que se temple por completo sobre el papel antes de tocarla, así no se desmontará.

Para la ensalada de bayas, mezcle las bayas en un bol pequeño.

Para preparar el yogur redentor, ponga el jarabe de arce y la espirulina en un bol pequeño y bata hasta que la espirulina se disuelva y no queden grumos. Agregue el yogur y mezcle bien.

Para servir, reparta la granola y la ensalada de bayas en 2 boles de desayuno y añada el yogur. Sirva enseguida.

La granola se conserva perfectamente en un recipiente hermético de 3 a 6 meses.

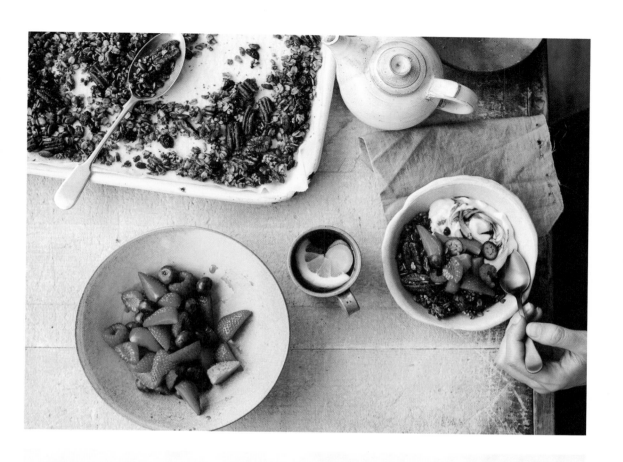

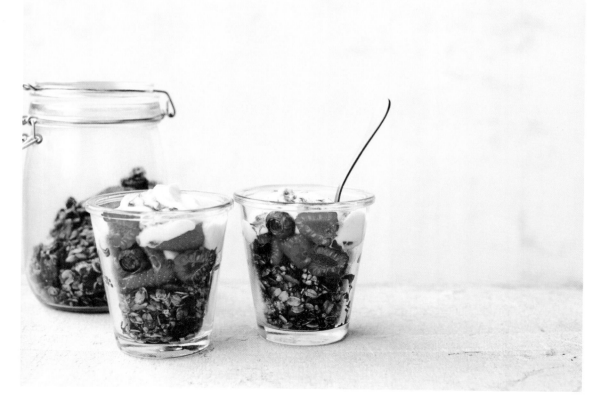

Por si aún no se había dado cuenta, mis comidas preferidas son el desayuno y el postre, y como este libro no incluye postres, he tenido que introducir a hurtadillas unos cuantos desayunos caprichosos. Este es sin duda uno de ellos.

TORTITAS DE ESPELTA
con plátanos caramelizados y salsa dulce de castañas (v)

2 RACIONES

160 g de harina de espelta (o de trigo sarraceno, si prefiere una opción sin gluten)
1 cucharadita de levadura en polvo
½ cucharadita de bicarbonato
1 cucharada de azúcar de coco
1 cucharada de semillas de lino molidas
½ cucharadita de canela molida
una pizca de sal
1 cucharadita de zumo de limón recién exprimido
1 cucharadita de extracto de vainilla
1 cucharada de aceite de oliva, y más para engrasar
130 ml de leche de avena, u otra a su gusto
2 plátanos aplastados

SALSA DE CASTAÑAS
90 g de castañas cocidas
2 cucharadas de jarabe de arce
1 cucharadita de extracto de vainilla
una pizca de sal marina

PLÁTANO CARAMELIZADO
2 cucharadas de jarabe de arce
2 cucharadas de azúcar de coco
1 cucharadita de aceite de coco
2 plátanos maduros pelados y cortados a lo largo

PARA SERVIR
kéfir o yogur al gusto
arándanos (opcional)
nueces de macadamia, nueces o frutos secos al gusto (opcional)

Para preparar la masa de las tortitas, ponga en un cuenco la harina, la levadura, el bicarbonato, el azúcar de coco, la harina de lino, canela y sal. Mézclelo todo. Luego añada los ingredientes frescos al cuenco y remueva bien. Deje reposar 5 minutos mientras prepara la salsa de castañas.

En el vaso de la batidora ponga las castañas, jarabe de arce, 100 ml de agua, vainilla y sal marina. Triture a velocidad alta durante 1-2 minutos hasta obtener una crema suave. Pruébela y añada más jarabe de arce, si lo desea. Si le gusta una salsa más líquida, añada agua. Deje reposar la salsa y mientras tanto pase a las tortitas.

Ponga una sartén antiadherente a fuego medio-alto. Mientras espera a que se caliente, unte la base con un poco de aceite de oliva y rebaje el fuego. Con un cucharón vierta una primera cucharada de pasta en la sartén y extiéndala hasta crear una forma redonda. Cuando empiecen a formarse burbujas y el borde se dore ligeramente, dele la vuelta a la tortita y déjela un minuto más. Retire la tortita de la sartén y póngala en un plato caliente. Repita el proceso hasta que salgan 6 tortitas.

Mientras se hacen las tortitas, ponga otra sartén antiadherente a fuego medio para caramelizar los plátanos. Para ello, añada el jarabe de arce, el azúcar de coco y el aceite. Remueva. Ponga encima los plátanos, con la parte plana hacia abajo. Deje que los plátanos y el sirope burbujeen al calor unos minutos. Retire del fuego.

Para servir, ponga 3 tortitas en el centro de un plato, rocíelas con salsa de castañas y añada una cucharada de yogur encima. Retire con cuidado los plátanos de la sartén, colóquelos formando una cruz sobre el yogur y rocíelos con el caramelo sobrante de la sartén. Agregue un poco más de salsa de castañas y disponga algunos arándanos y frutos secos por encima de todo. Tómelo caliente.

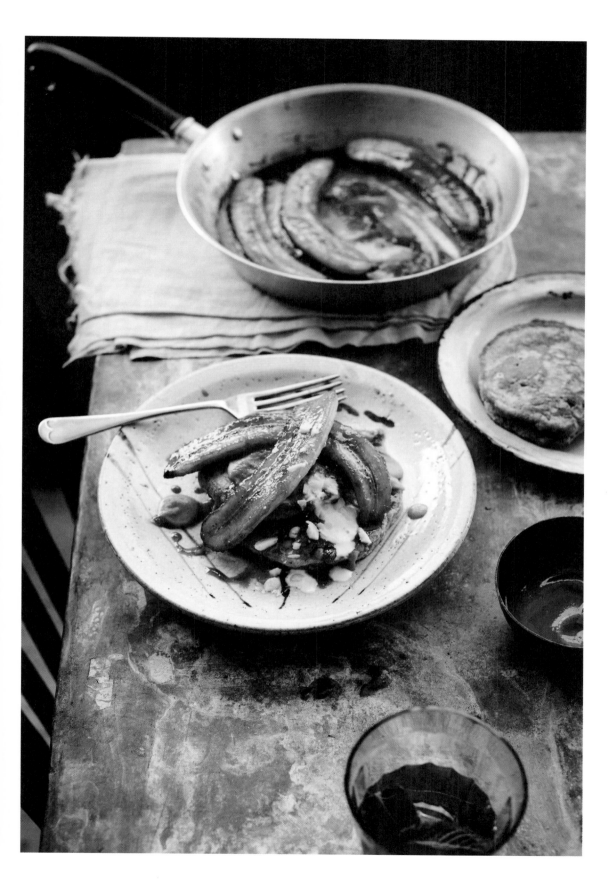

En esta receta estival casi se puede saborear el sol con cada bocado de mango. Inspirada en los exuberantes sabores de mi tierra, Australia, esta ensalada muestra cómo se pueden transformar unos ingredientes crudos en una comida rebosante de vitalidad.

No hace falta ningún aliño, ya que el coco y el mango son lo bastante jugosos de forma natural. Un sencillo condimento a base de raspadura de lima y copos de guindilla pone la guinda al plato.

ENSALADA DE MANGO, MENTA, COCO Y GUINDILLA (v)

2 RACIONES

pulpa de 1 coco pequeño
2 mangos pelados, sin hueso, en láminas finas
un puñadito de hojas de menta
zumo de 1 lima
1 cucharada de vinagre de sidra de manzana
½ cucharadita de copos de guindilla
½ cucharadita de raspadura fina de lima
anacardos tostados, para servir
copos de sal marina, para servir

Extraiga la pulpa del coco y aparte cualquier resto de cáscara. Luego parta la pulpa con las manos en trozos de 2,5 cm.

Ponga en un cuenco el coco, los mangos, la menta, el zumo de lima, el vinagre, los copos de guindilla y la raspadura de lima. Mezcle todo bien.

Reparta en boles individuales. Para servir, espolvoree con unos anacardos y sal marina.

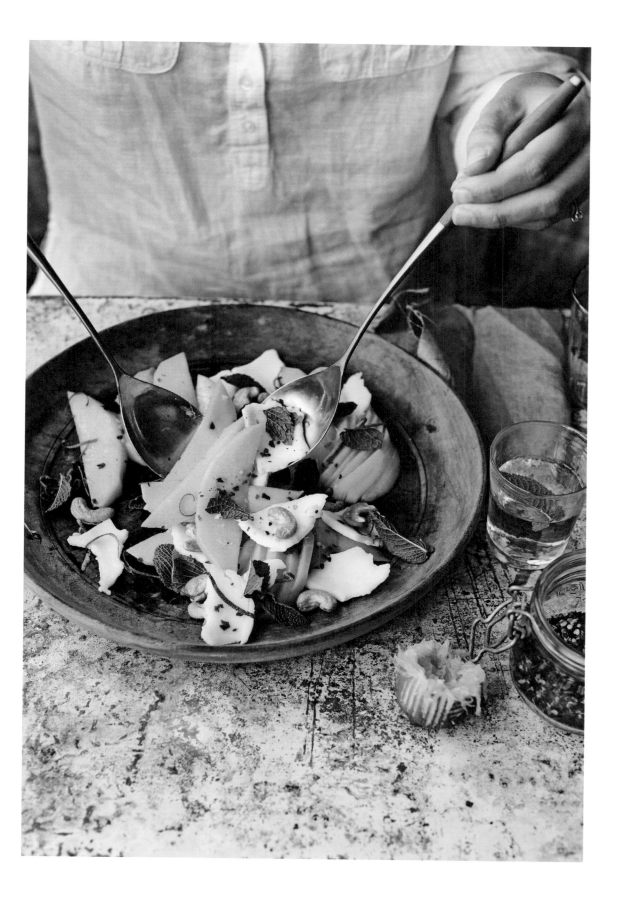

Me encanta esta comida. ¡Es un cúmulo de sensaciones! Ingredientes frescos, sencillos de por sí, pero exquisitamente suculentos al combinarlos con sabores intensos.

Si lo prefiere, puede sustituir la mantequilla de cacahuete por mantequilla de anacardos. Y yo de usted, prepararía el doble de cantidad para la salsa, porque cuando se acaba, uno se arrepiente de no haber hecho más.

BROCHETAS SATAY DE TEMPE
con ensalada de zanahoria, daikon y edamame (v)

4 RACIONES

ENSALADA

1 daikon o 2 zanahorias
   adicionales
2-3 zanahorias grandes
150 g de edamame
8 rábanos rosas en rodajas finas
4 cebolletas limpias y en rodajas
   finas
125 g de brotes de soja lavados
20 g de hojas de cilantro troceadas
20 g de hojas de menta troceadas

ALIÑO

5 cucharadas de salsa de chile
   dulce
5 cucharadas de aceite de
   sésamo tostado
3 cucharadas de salsa tamari
1 cucharada de vinagre de vino
   de arroz
zumo de 2 limas recién exprimidas
1 cucharadita de semillas de
   sésamo blancas y/o negras

SATAY

5 cucharadas de mantequilla de
   cacahuete sin grumos
1 cucharadita de pasta de curri
   rojo tailandés
2 cucharadas de vinagre de vino
   de arroz
2 cucharadas de salsa tamari
1 cucharada de pasta de tamarindo
600 g de tempeh o tofu firme, en
   bastoncitos gruesos
1 cucharada de aceite de oliva
   virgen extra

Para la ensalada, pele el daikon y las zanahorias. Limpie los extremos y rállelos con un rallador grueso; si quiere ir más rápido, utilice directamente una trituradora. Ponga la zanahoria y el daikon rallados en agua con hielo mientras prepara el resto de la ensalada con el aliño.

Para el aliño, ponga todos los ingredientes en un bol pequeño y bátalos.

En un cuenco grande mezcle las vainas de edamame, los rábanos, la cebolleta y los brotes de soja. Escurra y seque las zanahorias y el daikon. Luego añádalos al resto de la ensalada. Agregue las hierbas y el aliño, y remueva bien. Cuando la ensalada esté bien aliñada, métela en el frigorífico mientras prepara el satay y las brochetas.

Para el satay, ponga la mantequilla de cacahuete, la pasta de curri, el vinagre, la salsa tamari, la pasta de tamarindo y 5 cucharadas de agua en un bol y remueva para integrar bien todos los ingredientes.

Precaliente una plancha a fuego fuerte. Ensarte el tempeh en 8 brochetas metálicas y úntelo con la mitad del satay. Unte la plancha con aceite de oliva y ase los pinchos, dándoles la vuelta de vez en cuando, 6-8 minutos, o hasta que se doren.

Para servir, ponga una porción de ensalada en cada plato y coloque 2 brochetas encima. Riegue con el resto de salsa satay y sirva.

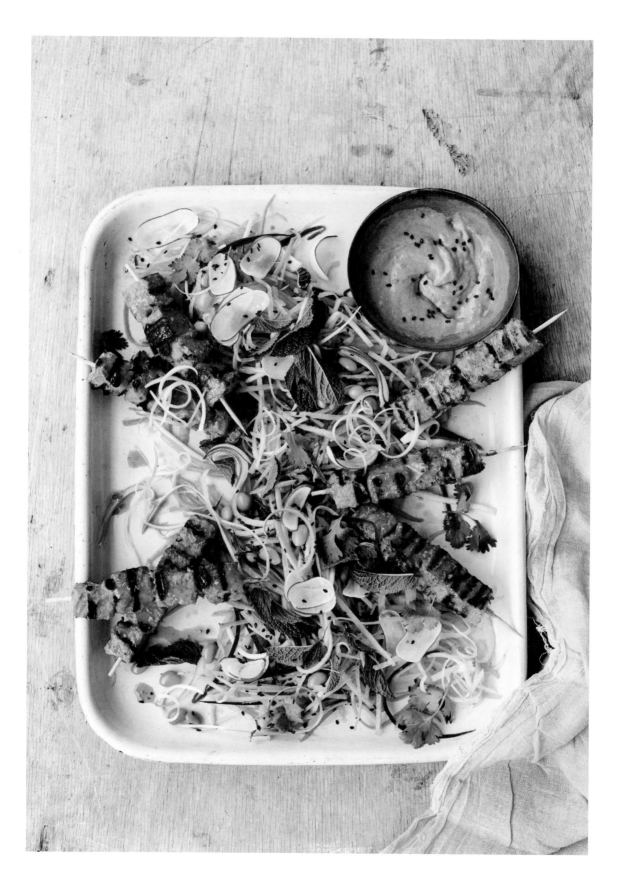

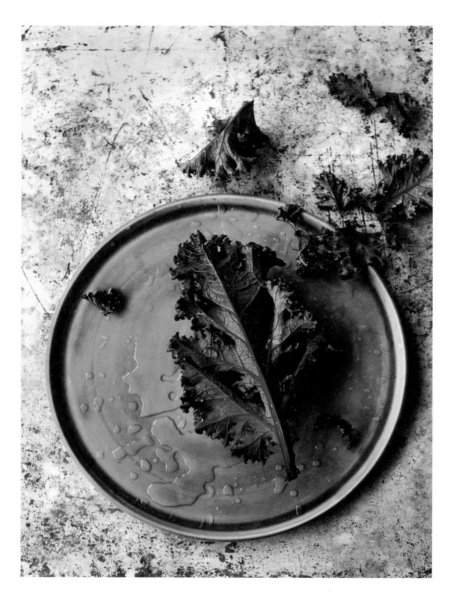

A VECES CUANDO ME «ATASCO» O NOTO QUE LA VIDA SE DESEQUILIBRA, SACO UNA LIBRETA Y ANOTO AL INICIO DE LA PÁGINA «TENGO GANAS DE SENTIRME...» Y EMPIEZO UNA LISTA DE COSAS QUE ESPERO Y DESEO EXPERIMENTAR PERO AHORA NO LOGRO SENTIR. ESTE SIMPLE PROCESO ME AYUDA A DESCUBRIR CÓMO PUEDO ALCANZAR ALGUNOS DE LOS SENTIMIENTOS QUE AÑORO, Y TAMBIÉN QUÉ CAMBIAR PARA ABRIRME Y FOMENTAR QUE ENTREN EN MI VIDA. PRUÉBELO LA PRÓXIMA VEZ QUE ECHE DE MENOS ALGO O NO SE SIENTA COMO DESEARÍA DE FORMA HABITUAL.

El chacra del sacro es el hogar de la sexualidad, las emociones y la creatividad, y nos guía más allá de lo mundano para que alcancemos nuestros deseos. También gobierna la capacidad de iniciar, alimentar y mantener relaciones interpersonales sanas.

El primer signo de que el chacra del sacro está en desequilibrio es una falta general de vitalidad. Quizás experimente dificultades en el trabajo y sienta que la vida no es más que una rutina aburrida. La habilidad para sentir alegría o mostrarse espontáneamente juguetón se desvanece cuando el chacra del sacro está debilitado, cerrado o en desequilibrio.

Por el contrario, las personas con un chacra del sacro en armonía suelen ser una delicia: resplandecen. Se muestran abiertas a la vida y a todo lo que sucede a su alrededor, además transmiten una alegría contagiosa.

KORMA DE CALABAZA Y LENTEJAS
con cilantro y menta (v)

2 RACIONES

500 g de calabaza pelada, sin semillas y cortada en trozos de 2 cm
100 g de pasta de curri korma comprada
1 lata de 400 ml de leche de coco entera
200 g de lentejas en conserva aclaradas y escurridas
200 g de garbanzos en conserva aclarados y escurridos
75 g de col kale, sin tallos y troceada
zumo de 1 lima recién exprimida
sal marina

PARA SERVIR
almendra tostada cortada en palitos
hojas de menta
hojas de cilantro

Ponga los trozos de calabaza, la pasta de curri y la leche de coco en un cazo de base gruesa a fuego medio-bajo. Remueva para que se disuelva la pasta de curri en la leche de coco. Tape y deje cocer a fuego lento 20 minutos. Incorpore las lentejas y los garbanzos, espere a que se inicie un ligero hervor y luego deje cocer hasta que la calabaza quede tierna.

Retire el cazo del fuego. Añada el kale, remueva y deje que se ablande con el calor del curri. Incorpore el zumo de lima, salpimiente al gusto y sirva. Espolvoree cada plato con los palitos de almendra, además de unas hojas de menta y cilantro.

Soy muy aficionada a cocinar al horno. Además de que resulta muy sencillo y no hay que prestar demasiada atención a la cocción, después solo hay que lavar la tabla de cortar, un cuchillo y la bandeja.

Pero lo mejor de todo es que este tipo de platos salen muy sabrosos, ya que el jugo de cada ingrediente se mezcla con los demás, intensificando así el sabor y la experiencia aromática de todos.

En este caso, el jugo de tomate se une deliciosamente con el de las aceitunas, inundando el queso con una salsa sorprendente, mientras que la col kale queda crujiente en contraste con el boniato, tan blandito.

ASADO DE BONIATO, TOMATE EN RAMA, HALLOUMI Y KALE

2 RACIONES

2 boniatos pequeños-medianos, partidos por la mitad y cortados en cuñas
1 cucharada de aceite de oliva virgen extra
1 cucharadita de zumaque molido
60 g de olivas kalamata sin hueso
50 g de hojas de col kale limpias y recortadas
2-3 tallos de tomates cherry en rama
200 g de queso halloumi en lonchas

Precaliente el horno a 200 °C/Gas 6.

Ponga el boniato en un cuenco, rocíelo con aceite de oliva virgen extra y espolvoréelo con el zumaque. Mézclelo y dispóngalo en una bandeja grande para horno, y seguidamente esparza las aceitunas por encima.

Áselo en el horno durante 20 minutos o hasta que los trozos de boniato empiecen a quedar tiernos. Luego añada la col kale, los tomatitos y el queso. Áselo todo 20 minutos más, hasta que la col se tueste, los tomates se arruguen y el queso se dore un poco. Retire del horno y reparta en dos platos. Tómelo caliente, con el queso fundido.

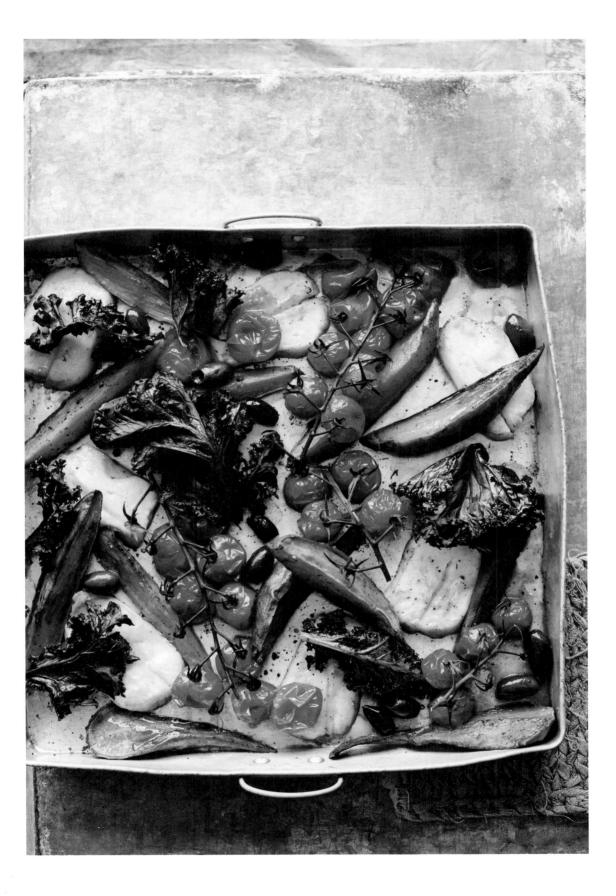

Me encanta preparar un buen risotto. Me gusta la atención que requiere y la serenidad del proceso de cocción. Dar con el punto perfecto al dente y conseguir esa textura cremosa ideal es algo que me hace disfrutar.

RISOTTO DE CALABAZA Y ESPELTA
con salvia y galletas amaretti

2-4 RACIONES

½ cucharadita de canela molida
una buena pizca de copos de
    guindilla
½ cucharadita de sal marina
¼ cucharadita de pimienta negra
    molida gruesa
6 cucharadas de aceite de oliva
    virgen extra
500 g de calabaza pelada, sin
    semillas y cortada en dados
    de 2 cm
1 litro de caldo vegetal
1 tallo de apio cortado en dados
    finos
150 g de espelta perlada bien
    lavada
1 cucharada de mascarpone o
    crema de avena
1 cucharada de mantequilla o
    aceite de coco
20 g de queso parmesano rallado
un puñado de hojas de rúcula
4 hojas de salvia grandes
2-3 galletas amaretti, para servir
    (opcional, pero recomendado)

Precaliente el horno a 200 °C/Gas 6. Forre una bandeja de horno con papel vegetal y déjela a un lado.

En un recipiente ponga la canela, guindilla, sal y pimienta con 2 cucharadas de aceite de oliva y remueva hasta crear una pasta. Añada la calabaza y mézclela uniformemente con la pasta, luego extiéndala sobre la bandeja de horno. Ponga la calabaza en el horno y ásela unos 30 minutos, o hasta que quede tierna y caramelizada. Retire del horno y reserve.

Mientras se asa la calabaza, vierta el caldo en un cazo y llévelo a ebullición. Baje el fuego para mantener un hervor suave.

Caliente 2 cucharadas más de aceite en una cacerola. Añada el apio y saltéelo unos minutos para que se ablande, luego agregue la espelta y remueva para que se mezclen. Añada 1-2 cucharones del caldo caliente y rebaje el fuego para que hierva lentamente. Siga añadiendo caldo a medida que la espelta lo vaya absorbiendo. Pruébelo pasados 30 minutos de cocción. Debe estar tierno pero firme, y el risotto ha de quedar más bien suelto.

Aplaste ligeramente la calabaza con un tenedor e incorpórela al risotto. Siga cociendo 10 minutos más, añadiendo caldo si hace falta y probando la espelta: debe quedar cocida pero con cierta consistencia. (Es posible que no precise utilizar todo el caldo.) Retire del fuego e incorpore el mascarpone o crema de avena, mantequilla o aceite de coco, y el parmesano. El risotto debe quedar suelto y cremoso. Agregue la rúcula, tape la cacerola y deje reposar un minuto.

Mientras, caliente el resto del aceite de oliva en una sartén. Saltee las hojas de salvia 1-2 minutos hasta que estén crujientes, luego retírelas con una espumadera y dispóngalas sobre papel de cocina.

Reparta el risotto en dos platos, y justo antes de servir desmigue las galletas por encima. Decore con las hojas de salvia fritas.

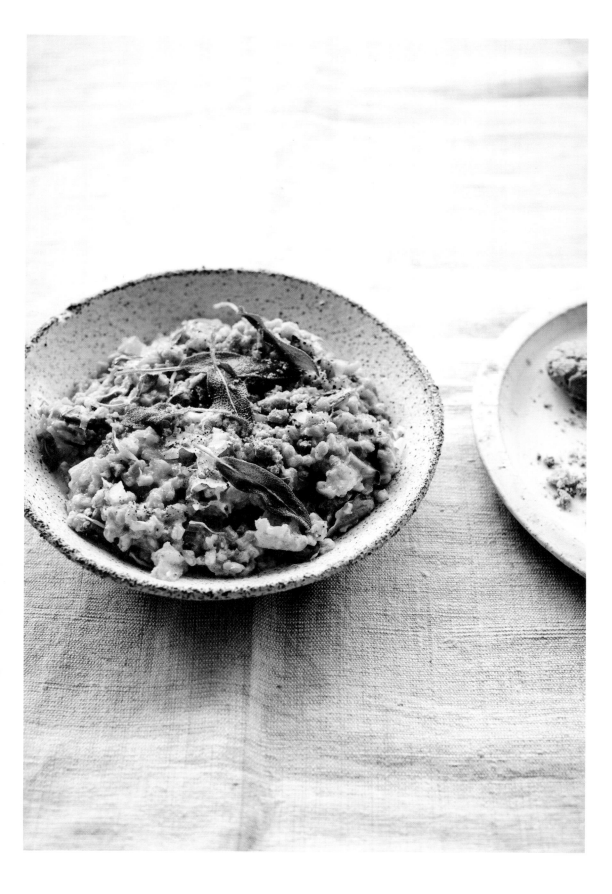

Si no se termina la calabaza, la puede congelar y disfrutar de ella las próximas semanas, cuando llegue el momento de las comidas para el chacra del sacro.

La col de Saboya con miso requiere solo unos minutos de preparación, por lo tanto, resulta una cena fácil y rápida.

CALABAZA RELLENA
con col de Saboya a la mostaza de miso (v)

4 RACIONES

1 calabaza alargada (de aproximadamente 1,5 kg)
2 cucharadas de aceite de oliva virgen extra
1 tallo de apio cortado en dados finos
20 g de perejil picado, y más para servir
1 cucharadita de tomillo seco
1 cucharadita de romero picado
70 g de tomates secos en aceite escurridos
75 g de castañas cocidas
75 g de orejones o dátiles, troceados
50 g de arroz integral
2 pizcas de pimienta de Jamaica
350 ml de caldo vegetal
1 ½ cucharadita de sal marina
pimienta negra molida gruesa, al gusto

COL A LA MOSTAZA DE MISO

1 cucharada de miso blanco
1 cucharadita de salsa tamari
1 cucharadita de mostaza Dijon.
1 cucharada de aceite de sésamo tostado
½ cucharadita de semillas de sésamo negras
1 cucharada de jarabe de arce
2 cucharaditas de jengibre rallado
3 cucharadas de aceite de oliva virgen extra
½ col de Saboya, en láminas finas

Lave la calabaza y córtela a lo largo por la mitad, luego retire las semillas con una cuchara. Vacíe un poco la pulpa con el fin de dejar hueco para el relleno. Corte en trocitos pequeños la pulpa retirada. Añada 2 cucharadas de aceite de oliva a una sartén a fuego medio. Agregue el apio, perejil, tomillo y romero. Cocine la pulpa de la calabaza con las hierbas durante 10 minutos.

Trocee los tomates con las castañas y los orejones. Añádalos a la sartén junto con el arroz y la pimienta de Jamaica, y remueva. Agregue el caldo vegetal, sal marina y pimienta negra, y mezcle bien. Tape la sartén y deje que se cueza el arroz durante 15-20 minutos, removiendo de vez en cuando. Cuando haya absorbido todo el líquido, retírelo del fuego. Es mejor que el arroz quede un poco al dente, ya que acabará de cocerse en el horno.

Precaliente el horno a 200 °C/Gas 6. Rellene las 2 mitades de calabaza con el sofrito de arroz, luego junte las dos mitades y átelas con hilo de cocina. Unte la calabaza con aceite, sal y pimienta. Póngala en una bandeja de horno forrada con papel vegetal. Cubra con papel de aluminio y deje cocer entre 1 hora 45 minutos y 2 horas, o hasta que quede tierna. Retire el aluminio, pinte la calabaza con jarabe de arce y siga asándola 15 minutos más o hasta que la vea dorada. Sáquela del horno y déjela reposar 30 minutos.

Mientras espera, prepare la col con mostaza al miso. En un bol mezcle el miso, la salsa tamari, la mostaza, el aceite, las semillas de sésamo, el jarabe de arce, el jengibre y 1 cucharada de agua, y remueva bien. Luego reserve. Caliente el aceite de oliva en una sartén o wok grande. Añada la col y sofríala 6-8 minutos o hasta que quede blanda. Agregue la salsa de mostaza al miso y mezcle bien. Retire del fuego.

Reparta la col en los platos. Corte la calabaza en rodajas gruesas y dispóngala sobre la col. Adorne con perejil.

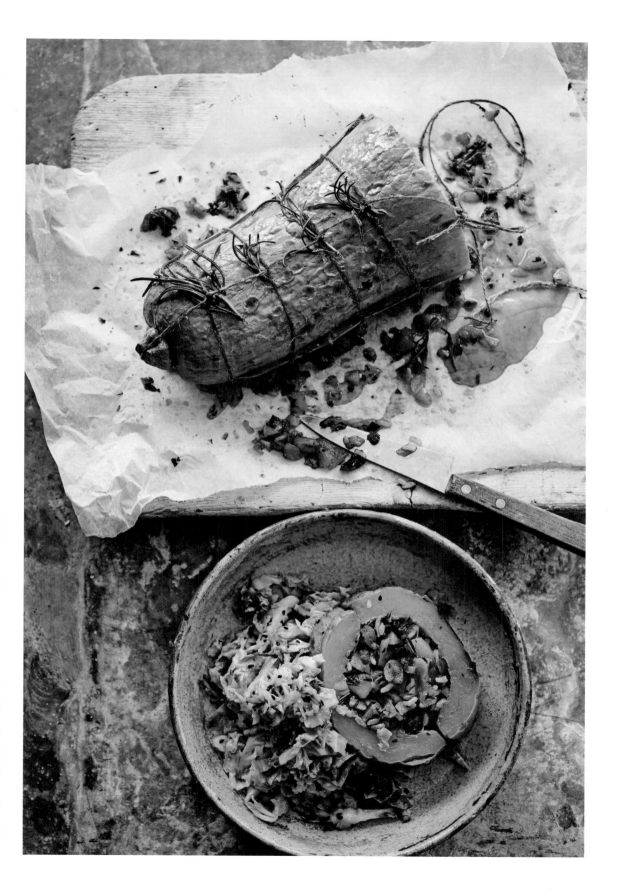

CHACRA DEL PLEXO SOLAR
resplandor

Alimentos clave para el chacra del plexo solar:
ALIMENTOS AMARILLOS: piña, plátano, maracuyá
HIDRATOS DE CARBONO COMPLEJOS: avena, frijoles
y legumbres de todo tipo, como garbanzos,
castañas, maíz
FRUTA Y ENDULZANTES: miel, dátiles, jarabe de arce
HIERBAS Y ESPECIAS: lúcuma, regaliz, cúrcuma
ALIMENTOS RICOS EN VITAMINA B PARA ESTIMULAR EL
METABOLISMO: levadura nutricional
Disfrute de comidas que aporten el máximo de
energía y evite alimentos estimulantes como la
cafeína y los azúcares refinados

Típico de Oriente Medio, el labneh, rico, cremoso y agrio, es hermano del yogur, que se ha transformado y escurrido hasta lograr este producto, ideal para untar. Aunque pierda el exceso de líquido, conserva todas las propiedades probióticas del yogur.

Se puede emplear para platos dulces o salados, y es perfecto como sustituto del queso en crema. El mejor yogur para obtener labneh es el ecológico, natural y entero, como el yogur griego. La clave para aprovechar sus cualidades probióticas consiste en asegurarse de que no contiene azúcares refinados añadidos.

El agua de azahar aporta un delicado componente floral a esta receta, pero si no tiene, no pasa nada; use raspadura de naranja o de limón.

LABNEH CON AGUA DE AZAHAR
servido con pan de frutas tostado

2 RACIONES

400 g de yogur natural entero
2 cucharaditas de jarabe de arce, y más para servir (opcional)
2 cucharaditas de agua de azahar
4 rebanadas gruesas de pan de frutas
1 ½ cucharada de pistachos tostados y troceados

Coloque una tela de muselina (tela quesera) en el interior de un colador dispuesto sobre un cuenco. Si no tiene la tela, utilice 3 hojas de papel de cocina o un trapo de cocina limpio. Vierta el yogur en el colador forrado y déjelo en el frigorífico para que vaya perdiendo agua 3 horas como mínimo, o mejor toda la noche. Irá espesando a medida que se vaya quedando sin líquido.

Una vez colado, deseche el líquido del cuenco y pase el yogur espeso —ahora labneh— a un bol limpio. Incorpore el jarabe de arce y el agua de azahar.

Tueste el pan de frutas y ponga 2 cucharadas de labneh sobre las tostadas calientes. Rocíe con un poco más de jarabe de arce, si lo desea. Espolvoree con los pistachos y sirva.

El labneh sobrante se conservará tapado en el frigorífico hasta 1 semana.

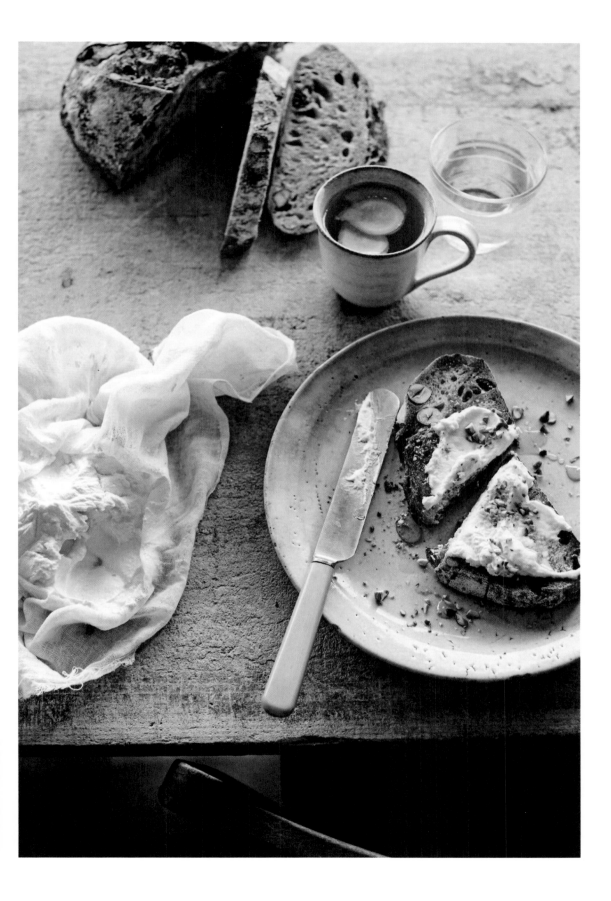

Suelo empezar el día con fruta. Unas simples bayas, albaricoques, mango, pomelo o ciruelas, u otras frutas de temporada maduras, sin nada más. Es la mejor manera de iniciar la jornada con una buena dosis de fibra y nutrientes.

Cuando me hace falta algo más consistente (por ejemplo, si necesito más energía hasta que llegue la hora de comer), la avena es una excelente manera de complementar la fruta. También me gusta añadir especias a las gachas, por eso este magnífico bol con cúrcuma me colma de felicidad. Como experimento, también preparé estas gachas con jengibre molido, otro ingrediente delicioso, por si le apetece una receta más picante.

BOL DE GACHAS CON MANGO Y CÚRCUMA (v)

2 RACIONES

150 g de copos de avena
1 cucharadita de cúrcuma en polvo
1 cucharadita de canela en polvo
480 ml de leche de avena u otra a su gusto
3 cucharadas de jarabe de arce
1 cucharada de zumo de limón recién exprimido
½ mango pelado, sin hueso y cortado en cuñas
pulpa de 1 maracuyá
5-6 nueces de macadamia o frutos secos al gusto, troceados

Ponga las gachas, la cúrcuma y la canela en un cazo pequeño, remueva y añada la leche y el jarabe de arce. A fuego medio, deje que rompa a hervir suavemente, luego deje cocer a fuego lento 3-4 minutos, removiendo de vez en cuando. Cuando la avena esté tierna y cocida, retire el cazo del fuego y añádale el zumo de limón. Mézclelo bien y reparta las gachas en dos boles.

Para servir, decore con las cuñas de mango y el maracuyá, además de los frutos secos troceados.

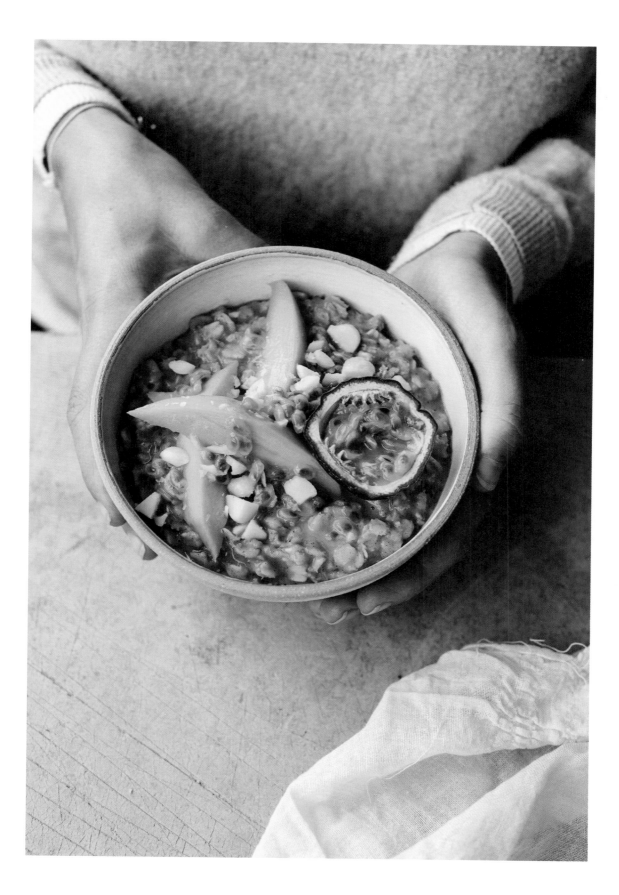

Asegúrese de que los ingredientes sean fresquísimos y los tomates bien maduros. Yo nunca guardo los tomates en el frigorífico, porque conservan mejor el sabor a temperatura ambiente. Esta ensalada queda crujiente, refrescante, salada y ácida. Pero recuerde aliñarla en el último momento, o soltará agua y se mustiará.

RIQUÍSIMA ENSALADA FATTUSH
con humus cremoso de alubias (v)

2 RACIONES

HUMUS

3 ½ cucharadas de aceite
   de oliva
3 ramitas de tomillo
1 lata de 400 g de alubias
   blancas grandes, aclaradas
1 cucharadita de comino molido
2 cucharadas de zumo de limón
   recién exprimido
½ cucharadita de sal marina

FATTUSH

1 pan naan o pan de pita integral
1 cucharada de aceite de oliva
   virgen extra
1 tallo de apio en rodajas finas
4 rábanos en rodajas finas
12 tomates en rama por la mitad
½ bulbo de hinojo limpio
1 pepino libanés
1 lechuga tipo cogollo, troceada
3 ramitas de menta, solo las hojas
4 ramitas de perejil, solo las hojas
semillas de ¼ granada
¼ cucharadita de zumaque molido
pimienta negra molida gruesa

ALIÑO

1 cucharadita de zumaque molido,
   remojado en 2 cucharaditas de
   agua tibia durante 15 minutos
1 ½ cucharadas de zumo
   de limón recién exprimido
1 cucharada de melaza
   de granada
1 cucharadita de vinagre de vino
   blanco
2 cucharaditas de menta picada
4 cucharadas de aceite de oliva
   virgen extra
½ cucharadita de sal marina

Empezaremos preparando el humus. Caliente el aceite en un cazo pequeño a fuego medio y sofría ligeramente el tomillo durante 2-3 minutos, hasta que el aceite coja su aroma. Retire del fuego y deseche el tomillo. Vierta el aceite del cazo en el vaso de la batidora con las alubias, el comino, el zumo de limón y la sal. Triture la mezcla hasta conseguir la textura del humus, añadiendo un poco de agua si desea modificar la consistencia.

Es el turno del fattush. Precaliente el horno a 180 °C/Gas 4 para tostar el pan naan o pita durante 5-7 minutos, hasta que se dore. Sáquelo del horno y déjelo templar mientras elabora el aliño.

Para el aliño, mezcle en un bol pequeño el zumaque con su líquido de remojo, el zumo de limón, la melaza de granada, el vinagre y las hojas de menta. Poco a poco vierta el aceite, removiendo constantemente para que se mezcle todo bien. Añada sal.

Para completar el fattush, trocee el pan, póngalo en un cuenco pequeño y rocíelo con aceite de oliva. Remueva y salpimiéntelo al gusto. Reserve.

En otro cuenco más grande ponga el apio, los rábanos y los tomates partidos por la mitad. Con un pelador de verduras, obtenga rebanaditas de hinojo y échalas en el cuenco. Pele el pepino y córtelo en medias lunas. Añada al cuenco la lechuga, la menta, el perejil y la granada. Mézclelo todo bien y riéguelo con tres cuartas partes del aliño, o más aliño y sal, a su gusto. Incorpore los trozos de pan naan y remueva.

Reparta la ensalada en boles, espolvoree el zumaque y sirva el cremoso humus con una cuchara.

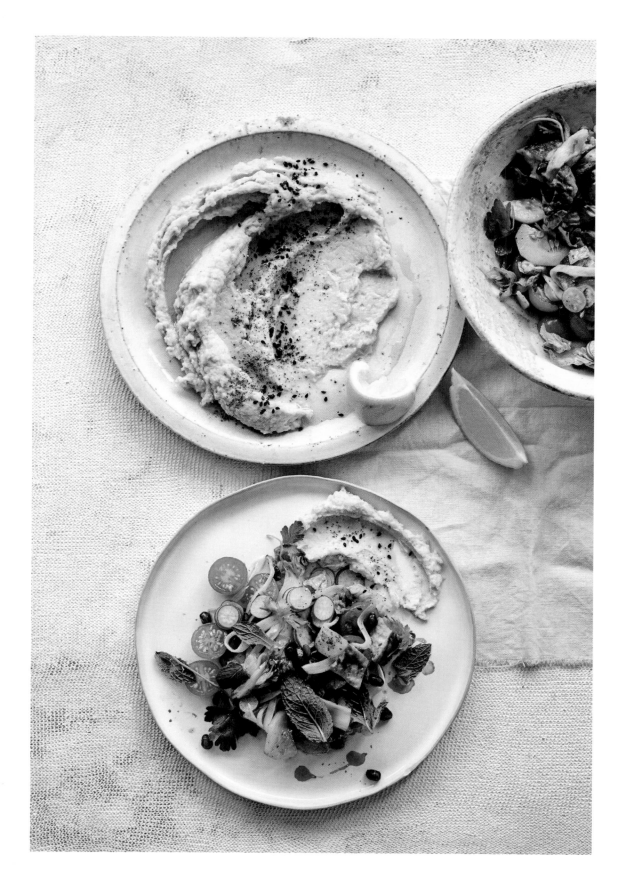

El maíz dulce y las alubias negras son dos ingredientes que aportan mucha energía. Esta ensalada combina muy bien con la cremosidad del aguacate, debido a la textura de estos ingredientes.

ENSALADA DE LECHUGA, MAÍZ Y ALUBIAS NEGRAS

2 RACIONES

ENSALADA

2 mazorcas de maíz limpias
200 g de alubias negras
  en conserva, escurridas y
  aclaradas
1 tallo de apio limpio y en
  rodajas finas
1 lechuga tipo cogollo cortada en
  cuartos a lo largo
½ cucharada de aceite de oliva
  virgen extra
100 g de tomates cereza partidos
  por la mitad
1 aguacate maduro, sin hueso,
  pelado y en láminas

ALIÑO DE YOGUR AL CILANTRO

140 g de yogur griego natural
  entero, u otro yogur al gusto
2 cucharadas de zumo de limón
  recién exprimido
3 ramitas de cilantro, con las
  hojas separadas y picadas
sal marina y pimienta negra
  molida gruesa

PARA SERVIR

1 cucharada de piñones
  o anacardos, tostados
2 cuñas de lima

Precaliente una plancha de asar a fuego fuerte y cocine las mazorcas 10-12 minutos, dándoles la vuelta de vez en cuando. (También puede asarlas a la barbacoa.) Haga saltar los granos de maíz pinchando la mazorca por un extremo con un tenedor y apoyándola sobre el otro extremo. Con un cuchillo afilado, corte lateralmente de arriba a abajo los granos. Ponga los granos de maíz, las alubias y el apio en un cuenco grande y remueva para combinarlo todo.

Unte la lechuga con el aceite de oliva y ásela en la misma plancha 2 minutos por cada lado o hasta que se tueste.

Para preparar el aliño de yogur al cilantro, ponga en un bol el yogur, el zumo de lima y el cilantro, y mézclelo. Salpimiente.

Reparta la lechuga en dos platos y vierta la mezcla de maíz con alubias, añada los tomates y el aguacate, y el aliño de yogur con cilantro. Para servir, esparza los piñones o anacardos por encima y decore con una cuña de lima a un lado. Tómelo enseguida.

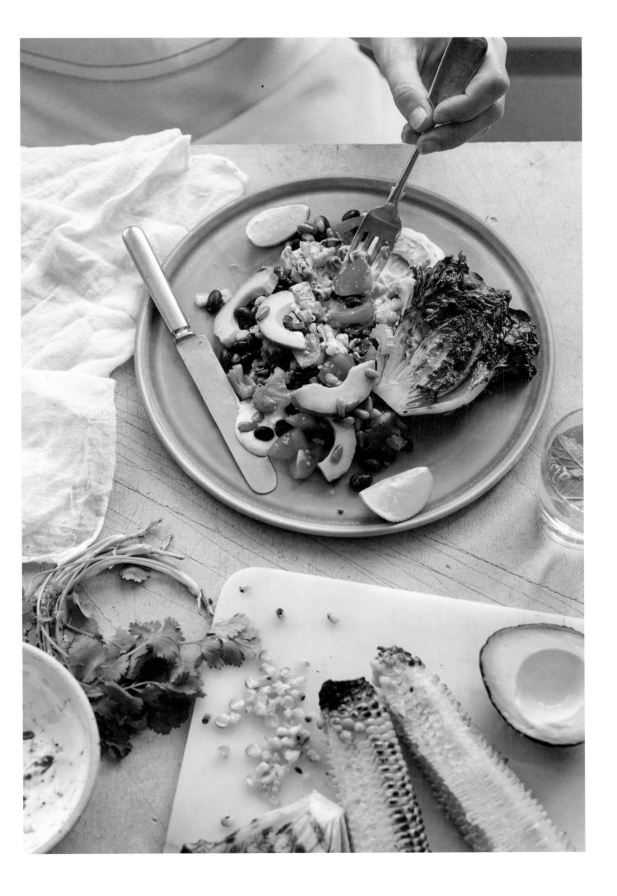

Son fáciles de preparar y parecidas a los crepes. Utilice una sartén antiadherente y esté atento, ya que son tan finas que se hacen enseguida. Este chili, como la mayoría de ellos, sabe mejor si se hace la víspera. La receta también se puede congelar en raciones (incluso las tortillas, entre hojas de papel vegetal).

BURRITO A LA CÚRCUMA
con chili mexicano de alubias y arroz de coliflor (v)

8 RACIONES

½ coliflor desmenuzada en ramilletes
1 aguacate sin hueso, pelado y cortado en láminas finas
nata agria o yogur (vegano, si lo prefiere)
2 cuñas de lima

CHILI DE ALUBIAS

2 tallos de apio en dados finos
2 cucharadas de aceite de oliva virgen extra
2 cucharadas de concentrado de tomate
2 cucharaditas de comino molido
1 cucharadita de pimentón ahumado
½ cucharadita de copos de guindilla
½ cucharadita de cilantro molido
½ cucharadita de cúrcuma molida
1 lata de 400 g de alubias negras, escurridas y aclaradas
1 lata de 400 g de alubias rojas, escurridas y aclaradas
1 lata de 400 g de alubias carillas, escurridas y aclaradas
1 lata de 400 g de tomate troceado
1 cubito de caldo vegetal
sal marina y pimienta negra molida gruesa

TORTILLAS A LA CÚRCUMA

2 cucharadas de semillas de lino molidas
175 g de harina de garbanzo
1 cucharadita de cúrcuma molida
2 cucharaditas de comino molido
½ cucharadita de sal
2 cucharadas de aceite de oliva

Para la salsa chili, ponga el aceite de oliva y el apio en una cacerola grande. Sofríalo a fuego medio hasta que quede translúcido, unos 2-3 minutos. Añada el concentrado de tomate y las especias, y remueva para mezclarlo todo bien. Vierta las alubias, el tomate, el cubito de caldo y 250 ml de agua. Mezcle de nuevo y baje el fuego a medio-bajo. Tape y deje cocer a fuego lento 20 minutos. Compruebe el punto de sal y luego siga cociendo la salsa sin tapa 20 minutos más. Déjelo reposar.

Para las tortillas, mezcle en un cuenco la harina de lino y 4 cucharadas de agua tibia. Deje reposar 5 minutos hasta que espese. Incorpore la harina de garbanzo, las especias, 250 ml de agua, sal y aceite de oliva. Bátalo todo bien y asegúrese de que no quedan grumos. La mezcla deber tener la consistencia de pasta para crepes. Caliente a fuego medio una sartén de 23 cm ligeramente engrasada. Vierta unas 3 cucharadas de la pasta en la sartén y extiéndala por toda la base. Cocine la tortilla 1-2 minutos o hasta que los bordes empiecen a dorarse. Cuando pase fácilmente la espátula por debajo, dele la vuelta y espere 30-60 segundos más. Retírela y repita la operación con el resto de la pasta. Deberían salirle 8 tortillas.

Para hacer el arroz de coliflor, hierva la coliflor en una cazuela tapada con 100 ml de agua, o hágala al vapor durante 4-5 minutos. Debe quedar tierna, pero no blanda. Pase la coliflor al vaso de la batidora y tritúrela hasta que adquiera un aspecto similar a los granos de arroz. Resérvela en una fuente.

Para montar el burrito, ponga una tortilla de cúrcuma en un plato, añada 1-2 cucharadas de arroz de coliflor en el centro y vierta 2-3 cucharadas de la salsa chili. Añada unas láminas de aguacate, una cucharada de yogur al cilantro y unas gotitas de lima. Enrolle la tortilla formando un burrito y disfrútelo caliente.

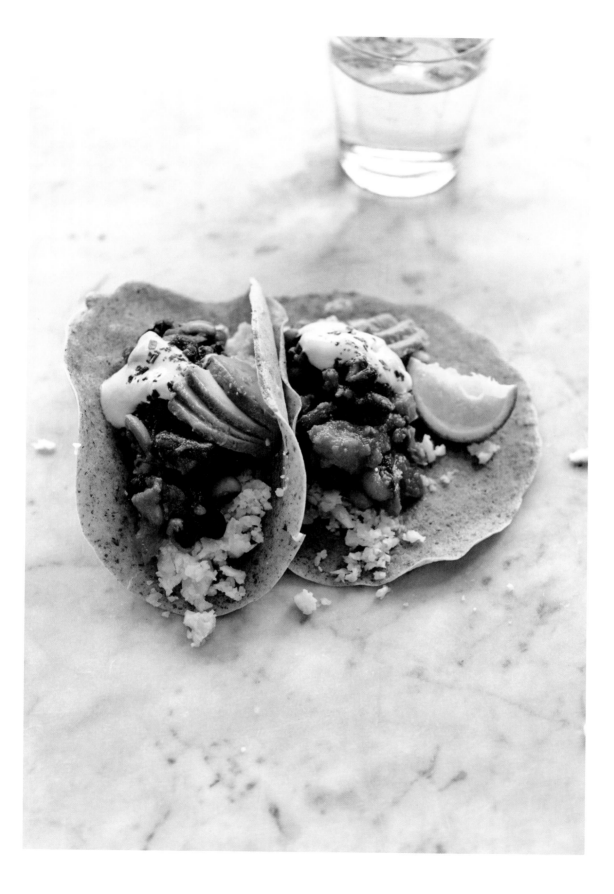

Es perfecta para recuperar fuerzas a mitad del día. Esta ensalada, además de fresca y bonita, tiene el punto picante que le aporta la calidez del kimchi. Si no encuentra en la tienda kimchi con sabor a cúrcuma y zanahoria, puede comprar kimchi normal y añadirle cúrcuma y zanahoria ralladas.

ENSALADA DE CEBADA PERLADA CON KIMCHI DE CÚRCUMA Y ZANAHORIA
con anacardos al pimentón dulce (v)

2 RACIONES

- 110 g de cebada perlada, quinoa o freekeh
- 130 g de kimchi de cúrcuma y zanahoria, u otro tipo de kimchi preparado
- 1 cucharada de vinagre de sidra de manzana
- 1 cucharada de aceite de oliva virgen extra
- 50 g de tirabeques, recortados y escaldados
- 50 g de guisantes mollares, recortados y escaldados
- 50 g de edamame
- 1 calabacín pequeño, en juliana
- 5 ramitas de cilantro, en hojas separadas y rasgadas
- sal marina y pimienta negra molida gruesa
- 25 g de frutos secos con pimentón y semillas de chía al chili con lima (véase la p. 182), para servir

En un cazo mediano ponga la cebada, quinoa o freekeh con 320 ml de agua a fuego fuerte, hasta que rompa a hervir. Rebaje el fuego a medio y deje cocer 20-25 minutos (10-15, si es quinoa) o hasta que quede al punto y haya absorbido el líquido. Retire del fuego y déjelo templar.

Escurra el kimchi para eliminar el exceso de líquido, que reservará en un cuenco.

Para el aliño, ponga un bol pequeño el vinagre, aceite de oliva y 2 cucharadas del líquido del kimchi. Salpimiente y remueva para mezclarlo bien.

Ponga el kimchi, los tirabeques, los guisantes mollares, el edamame, el calabacín y el cereal cocido en una fuente grande. Añada el cilantro y el aliño, y mézclelo suavemente.

Reparta la ensalada en dos platos y decore con frutos secos para servir.

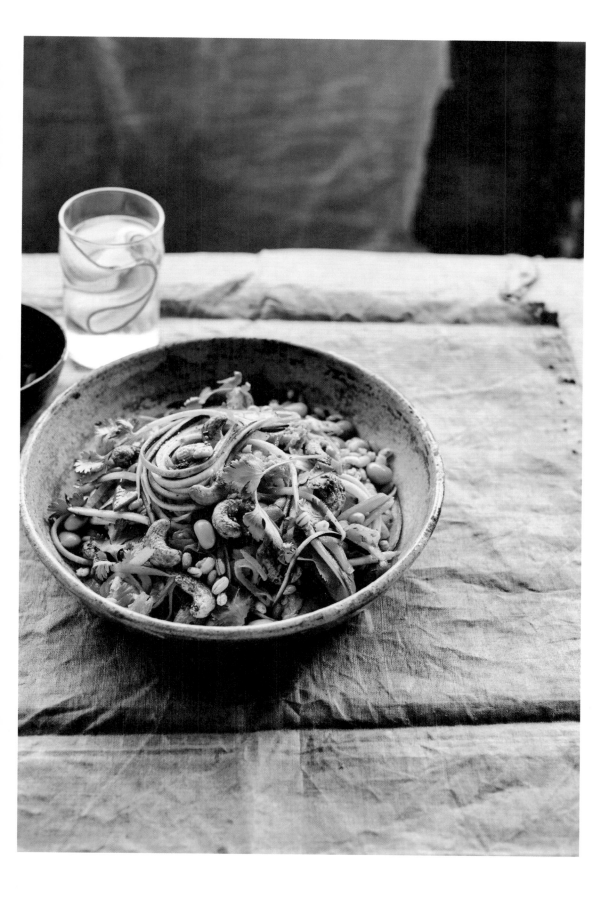

Tal vez piense que la polenta es un ingrediente soso, pero cuando se combina con sabores más robustos, como las aceitunas, cobra una nueva vida. Otra variante podría ser picar unos tomates secos y hojas de albahaca en lugar de las aceitunas, si prefiere un sabor diferente.

PIZZAS DE POLENTA CON ACEITUNAS VERDES SICILIANAS
con calabaza, queso de cabra, pesto y pimientos de Padrón

4 RACIONES

PIZZAS DE POLENTA
625 ml de caldo vegetal
120 g de polenta (harina de maíz)
2 cucharadas de aceite de oliva virgen extra, y más para rociar la calabaza
1 cucharada de vinagre de sidra de manzana
4 cucharadas de perejil picado
110 g de aceitunas verdes sicilianas troceadas
sal marina y pimienta negra molida gruesa

INGREDIENTES DE LA PIZZA
600 g de calabaza pelada, sin semillas y cortada en cuñas finas
120 g de pimientos de Padrón
120 g de queso de cabra desmenuzado
40 g de hojas de rúcula
4 cucharadas de pesto vegano (véase la receta de Tosta con láminas de calabacín, alubias y pesto de la p. 108)
2 cucharaditas de semillas de girasol

Precaliente el horno a 200 °C/Gas 6. Forre 2 bandejas de horno para pizza con papel vegetal. Empiece asando la calabaza. Para ello, reparta los trozos sobre una bandeja de horno, rocíelos con aceite de oliva y añada sal. Hornee la calabaza 25-30 minutos o hasta que se dore y quede crujiente. Retire del horno y reserve. Mantenga el horno encendido.

Para preparar las bases de las pizzas, en un cazo ancho, lleve a ebullición el caldo vegetal. Baje el fuego para mantener un hervor suave y añada la polenta y el aceite de oliva, removiendo constantemente para que no se formen grumos. Deje cocer y remueva regularmente unos 10 minutos, hasta que la polenta quede suave. Apague el fuego, añada el vinagre y salpimiente al gusto. Incorpore el perejil y las aceitunas a la polenta. Pruebe y rectifique de sal. La polenta es bastante insípida por sí sola, así que no tema pasarse.

Ponga la mitad de la polenta en el centro de cada bandeja. Utilice una espátula de silicona para alisarla y formar discos de 1,5 cm de grosor. Hornee las bases de pizza 30 minutos o hasta que los bordes se vean crujientes. Retire del horno y compruebe que el centro de cada pizza está también algo crujiente. Si no lo está, siga cociéndola hasta que el centro quede ligeramente tostado.

Ponga sobre cada base de pizza la mitad de la calabaza asada, los pimientos y el queso. Vuelva a meterlas en el horno 10-15 minutos más o hasta que el queso se funda y empiece a dorarse.

Saque las pizzas del horno y decórelas con hojas de rúcula, un poco de pesto y unas cuantas semillas de girasol. Sírvalas calientes.

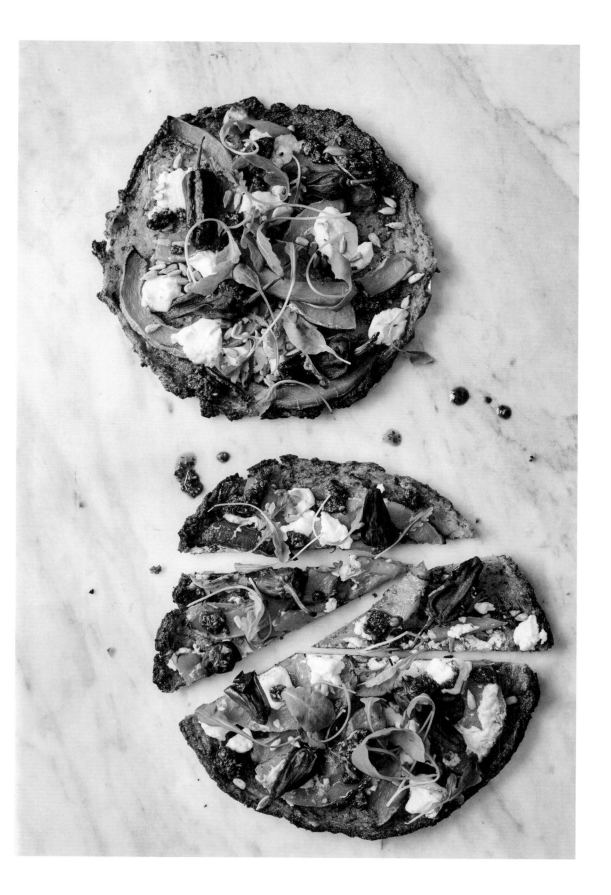

Hay una comida entre semana que me encanta repetir una y otra vez, y es esta. La combinación de coliflor con cúrcuma no es nada nuevo, pero es maravillosa. El jengibre aporta calidez en su justa medida, mientras que el limón y las hierbas contribuyen a darle frescor. Se trata de un guiso para todas las estaciones.

ESTOFADO DORADO CON COLIFLOR Y GARBANZOS
con pan plano de espelta, chirivía y romero (v)

2 RACIONES

PAN PLANO

75 g de harina de espelta, y más para amasar
40 g de harina de garbanzo
2 cucharadas de aceite de oliva virgen extra
1 cucharadita de levadura en polvo
1 cucharadita de copos de sal marina
200 g de chirivías (2 pequeñas) peladas y cortadas en láminas con mandolina
25 g de virutas de parmesano (opcional para una receta vegana)
4-5 ramitas de perejil, solo las hojas
sal marina y pimienta negra molida gruesa

ESTOFADO DORADO

2 cucharadas de aceite de oliva
1 tallo de apio, limpio y en trocitos
2 cucharadas de jengibre fresco rallado
1 cucharadita de cúrcuma molida
1 cubito de caldo vegetal
½ coliflor, desmenuzada en ramilletes
1 lata de 400 ml de leche de coco entera
1 lata de 400 g de garbanzos, lavados y escurridos
½ calabacín en rodajas
20 g de perejil y 20 g de cilantro, troceados
raspadura y zumo de 1 limón

Empiece preparando el pan plano. Precaliente el horno a 220 °C/Gas 7. Forre una bandeja de horno con papel vegetal. Reserve.

Ponga la harina de espelta y la de garbanzo en un cuenco grande. Añada 1 cucharada de aceite de oliva y la levadura, sal y 80 ml de agua. Mézclelo todo bien. También puede echar todos los ingredientes al vaso del robot de cocina y procesarlos hasta obtener una masa.

Disponga la masa sobre una superficie enharinada y trabájela hasta que quede suave. Con un rodillo pasado por harina, forme un rectángulo de 40 × 20 cm y extiéndalo sobre la bandeja de horno preparada. La masa del pan debería tener un grosor aproximado de ¾ cm. Reparta por encima la chirivía, el parmesano (si lo usa) y el romero. Rocíe con 1 cucharada de aceite de oliva y salpimiente. Hornee durante 25 minutos o hasta que esté dorado y crujiente.

Para el guiso, ponga el aceite de oliva en una cacerola de base gruesa a fuego bajo. Añada el apio, 1 cucharada del jengibre rallado y la cúrcuma, y sofría 2-3 minutos. Después agregue 240 ml de agua, el cubito de caldo y los ramilletes de coliflor, suba el fuego a medio y mantenga un hervor suave. Deje cocer 1 minuto, luego añada la leche de coco, los garbanzos y el calabacín. Deje cocer a fuego lento 5 minutos más. Retire del fuego y agregue 1 cucharada del jengibre restante, junto con el perejil, el cilantro y la raspadura y el zumo de limón. Pruebe de sal. Sirva muy caliente con un trozo de pan plano.

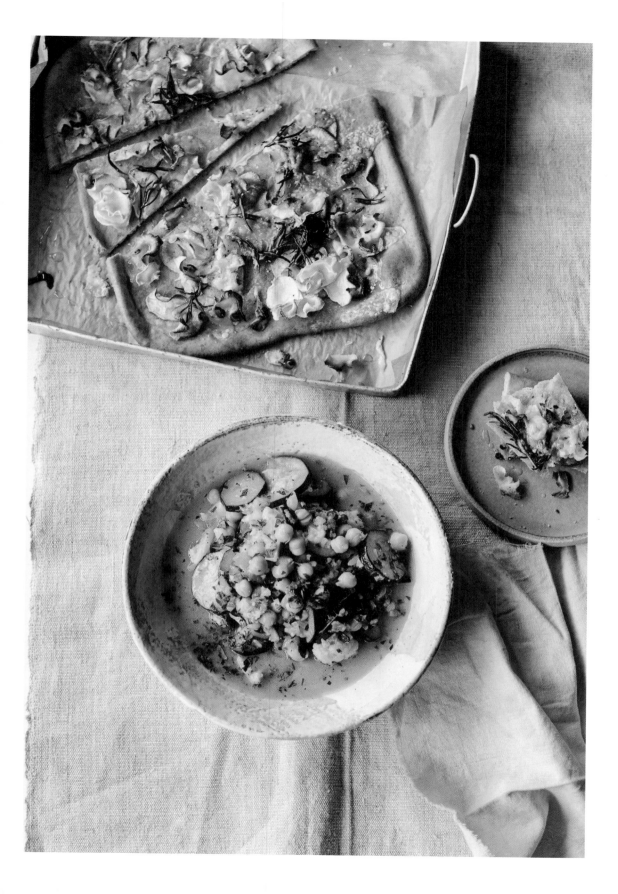

Me encantan las comidas que permiten dejar a un lado los cubiertos y usar los dedos. Los tacos son muy artesanos, e incluso suelen quedar mejor si se preparan en la misma palma de la mano y se comen a cierta altura del plato.

Utilizar polenta en los buñuelos de maíz es una manera genial de integrar los ingredientes sin que queden secos, como cuando se usa harina de trigo.

TACOS CON BUÑUELOS DE MAÍZ
y salsa verde divina (v)

2 RACIONES

2 tomates grandes, en dados
8 hojas de lechuga tipo cogollo

BUÑUELOS

1 cubito de caldo vegetal
100 g de polenta (harina de
    maíz) de cocción rápida
260 g de granos de maíz
    congelados, descongelados
1 rama de apio, en daditos
una buena pizca de copos
    de guindilla
1 cucharada de eneldo picado
1 cucharada de cilantro picado
60 ml de aceite de oliva virgen
    extra
semillas de sésamo negro
    (opcional)

TORTILLAS

2 cucharadas de semillas de lino
    molidas
175 g de harina de garbanzos
1 cucharadita de cúrcuma molida
2 cucharaditas de comino molido
½ cucharadita de sal marina
2 cucharadas de aceite de oliva
    virgen extra

SALSA VERDE

pulpa de 1 aguacate
2 cucharadas de hojas de
    cilantro, y más
raspadura y zumo de 1 lima
una pizca de sal marina
2 cucharadas de aceite de oliva
    virgen extra
sal marina y pimienta negra
    gruesa molida

Precaliente el horno a 180 °C/Gas 4. Forre una bandeja de horno con papel vegetal y reserve. Para los buñuelos, ponga en un cazo el cubito de caldo y 300 ml de agua a fuego medio. Lleve a un suave hervor para que se disuelva el cubito. Añada la polenta y remueva constantemente durante 2 minutos o hasta que espese y absorba el líquido. Retire del fuego. Añada el resto de ingredientes para los buñuelos, excepto las semillas de sésamo, y remueva. Con una cuchara forme bolitas y colóquelas en una bandeja de hornear. Espolvoree unas cuantas semillas de sésamo sobre cada buñuelo. Hornee durante 15 minutos o hasta que se doren ligeramente. Sáquelos del horno y manténgalos calientes.

Para las tortillas, mezcle las semillas de lino y 4 cucharadas de agua tibia en un bol y deje reposar 5 minutos, hasta que espese un poco. Añada la harina de garbanzos, las especias, la sal, el aceite de oliva y 250 ml de agua, y bata hasta que quede una mezcla uniforme, con una consistencia de pasta para crepes. Caliente una sartén de 15 cm ligeramente engrasada a fuego medio. Vierta unas 2 cucharadas de la pasta y extiéndala por toda la base. Cocine la tortilla 1-2 minutos o hasta que los bordes empiecen a secarse. Dele la vuelta y espere 30 segundos o 1 minuto más. Repita la operación con el resto de la pasta. Deberían salirle unas 12 tortillas.

Para la crema verde, ponga todos los ingredientes en la batidora y tritúrelos con 60 ml de agua hasta que quede una consistencia homogénea. Pruebe de sal y pásela a un bol pequeño.

Para servir, ponga una tortilla en cada plato, coloque una hoja de lechuga y 2 buñuelos en el centro, luego unos tomates troceados por encima, un poco de crema verde y unas hojas de cilantro. Sirva y disfrute. (Los buñuelos se pueden congelar, igual que las tortillas, si se guardan entre hojas de papel vegetal.)

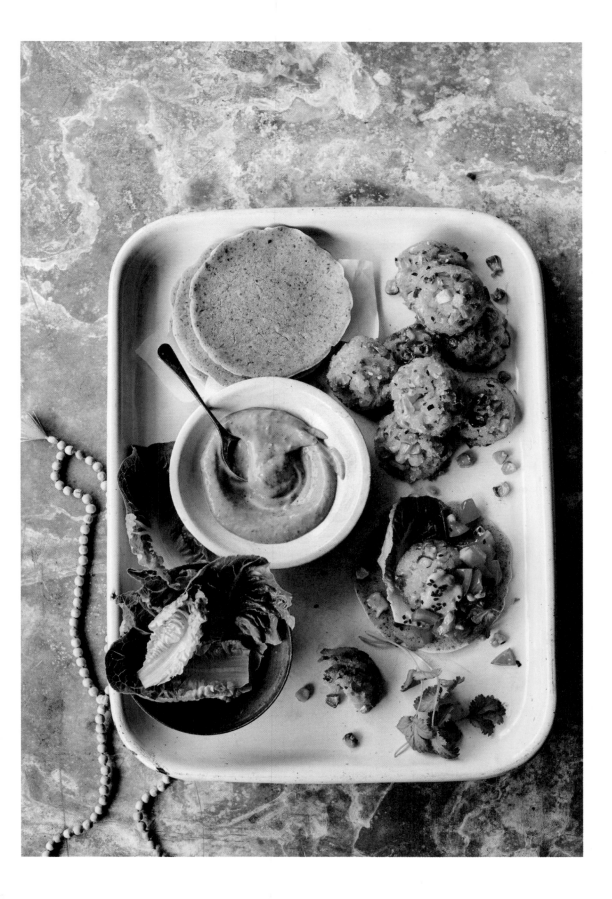

CHACRA DEL CORAZÓN

amor

Alimentos clave para el chacra del corazón:
ALIMENTOS VERDES: brócoli, hierbas de hoja verde,
espárragos, calabacín, pepino, lechuga, edamame,
guisantes, judías verdes
Tome alimentos nutritivos y ricos en fitonutrientes, como
el té matcha, espirulina, moringa, hierba de trigo,
hierba de cebada
VERDURAS DE HOJA VERDE: col kale, espinacas,
acelgas, rúcula
GRASAS SALUDABLES: aguacate, frutos secos y semillas
Modos de preparación que faciliten la absorción
rápida de nutrientes, como zumos o batidos
Disfrute las comidas hechas con cariño y evite alimentos
estimulantes como la cafeína y los azúcares refinados

¿Verdad que las gachas preparadas la víspera son el mejor desayuno? Ideales cuando hay que llevárselo y comer por el camino, y además así hacemos uso de los tarros que vamos acumulando en el armario de la cocina.

La mejor avena para las recetas que requieren remojo son los copos de gran tamaño, no los finos y suaves. La avena se ablanda mucho, de modo que para que el plato conserve una buena consistencia, conviene usar cereales de calidad.

AVENA VERDE RADIANTE (v)

2 RACIONES

150 g de copos de avena
   grandes
50 g de coco en láminas
   o rallado
50 g de grosellas
40 g de calabaza
40 g de semillas de girasol
2 cucharaditas de té matcha
440 ml de leche vegana al gusto,
   y más para diluir
2 cucharadas de jarabe de arce
arándanos, para servir

Combine todos los ingredientes secos en un cuenco. Añada la leche, tape y deje reposar en el frigorífico toda la noche, o al menos 4 horas.

Por la mañana añada jarabe de arce y un poco más de leche para diluir la mezcla. Tómelo con arándanos por encima.

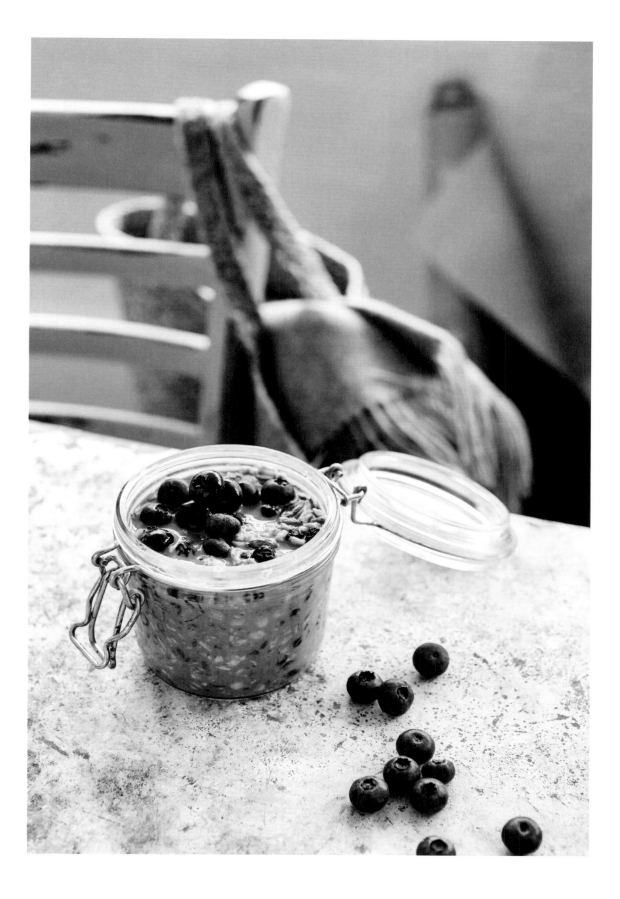

Esta crema verde nutrirá su organismo y le transportará a las exuberantes selvas de Bali, otorgándole las buenas vibraciones del yoga, famoso en toda la isla.

Si desea incluir más vegetales a la receta, puede sustituir el mango por pepino o calabacín, pero seguramente el mango le aportará un delicioso toque veraniego, y además combina genial con el coco.

Creo que las espinacas se trituran mejor que el kale –especialmente si no se utiliza una batidora–, pero puede usar perfectamente kale. También le van muy bien a esta receta las espinacas congeladas. Y si lo desea, añada proteínas en polvo.

CREMA DE BATIDO VERDE (v)

2 RACIONES

CREMA DE BATIDO
240 ml de agua de coco
2 cucharadas de mantequilla de coco
2 puñados de hojas de espinacas baby
1 cucharadita de moringa, hierba de trigo o hierba de cebada en polvo
250 g de mango troceado congelado
zumo de ½ lima recién exprimida
pulpa troceada de 2 aguacates, congelada
2 plátanos maduros, pelados y en rodajas de 2 cm congeladas

PARA DECORAR (TODO OPCIONAL)
coco en láminas tostado
semillas de cáñamo peladas
láminas de manzana verde
rodajas de kiwi (amarillo, si es posible)
cuñas de mango
rodajas de kumquat

Empiece poniendo en el vaso de la batidora el agua de coco, la mantequilla de coco, las espinacas, la moringa y la hierba de trigo o de cebada en polvo. Triture a velocidad alta 1 minuto. Añada el resto de ingredientes para la crema al vaso de la batidora y triture a velocidad alta. Es posible que necesite ayudarse de una espátula para ir integrando los ingredientes a fin de obtener una textura cremosa.

Reparta la crema en dos boles y decore con los ingredientes opcionales que finalmente haya elegido. Disfrute de la crema con una cuchara.

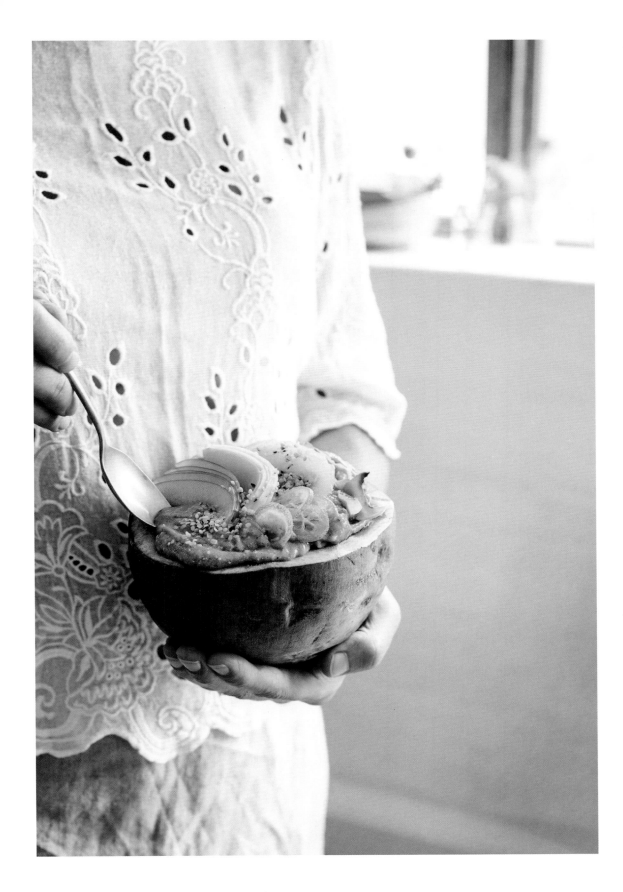

Cuando las tostadas de aguacate se vuelven repetitivas, esto es lo que yo hago: me invento combinaciones para darle vida a la sencillez del aguacate.

TOSTADITAS CON CREMA DE ANACARDOS Y COCO
con puré de edamame y zanahorias encurtidas (v)

2 RACIONES

ZANAHORIAS ENCURTIDAS

2 zanahorias peladas y en tiritas finas
2 cucharadas de vinagre de vino de arroz

CREMA DE ANACARDOS Y COCO

100 g de anacardos, en remojo desde la víspera, aclarados y escurridos
25 g de pulpa de coco, o láminas de coco remojadas 15 minutos en agua tibia y escurridas
1 cucharada de miso blanco dulce
1 cucharada de copos de levadura nutricional
zumo de ½ limón recién exprimido
1 cucharadita de jarabe de arce o sirope de agave
una pizca de sal marina

PURÉ DE EDAMAME

1 aguacate, pelado y deshuesado
4 ramitas de albahaca, solo las hojas
1 cucharada de cebollino picado
zumo de ½ limón recién exprimido
80 ml de aceite de oliva virgen extra
150 g de habas de edamame, descongeladas
sal marina y pimienta negra molida gruesa

PARA SERVIR

4 rebanadas de pan de centeno tostadas
una pizca de copos de guindilla

Empiece preparando las zanahorias. Póngalas junto con el vinagre en un cuenco mediano y mézclelo bien. Deje macerar 10 minutos, removiendo de vez en cuando.

Para la crema de anacardos, añada los ingredientes al vaso de la batidora y tritúrelos. Añada hasta 5 cucharadas de agua poco a poco si desea obtener una textura más clara.

Para preparar el puré de edamame, ponga en el vaso de la batidora el aguacate, la albahaca, el cebollino, el zumo de limón y el aceite de oliva. Triture hasta que quede homogéneo, luego añada las habas de edamame y triture para incorporarlas a la mezcla hasta lograr la textura que más le agrade. A mí me gusta que queden tropezones. Salpimiente al gusto y reserve.

Para servir, extienda una capa de crema de anacardos sobre cada tostada, ponga una cucharada de puré de edamame, y por encima la zanahoria encurtida y los copos de guindilla.

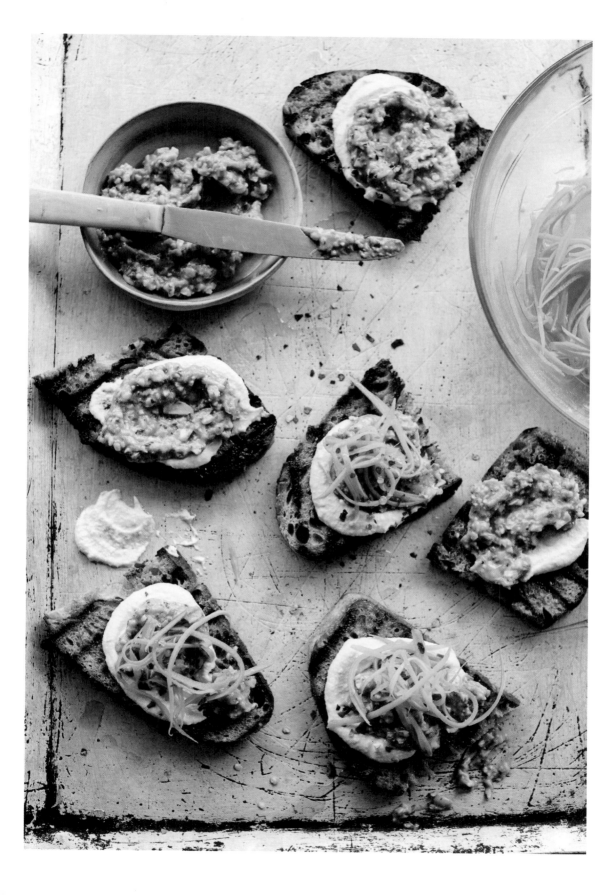

Se trata de una ensalada crujiente y ligera, además de delicada, gracias al aliño de yogur de coco, que aporta una sensación ligeramente ácida que hace la boca agua.

Esta receta (que debe preparar y probar ya) tiene muchas cosas excelentes: el toque dulce y saciante de las judías mungo; lo crujiente del pepino, la lechuga y los guisantes mollar; y el frescor que aportan la menta y el cilantro.

No me gusta que mis recetas resulten complejas o difíciles de preparar, y una ensalada como esta viene a recordarnos que los ingredientes frescos y sencillos bien combinados son tan apetecibles como un plato elaborado. A veces la sofisticación radica en la simplicidad.

ENSALADA DE BROTES DE JUDÍA MUNGO

con hinojo, pepino, edamame y menta (v)

2 RACIONES

ENSALADA

50 g de judías mungo
½ pepino
1 bulbo de hinojo
½ lechuga tipo cogollo, deshojada
70 g de edamame
60 g de guisantes mollares, cortados por la mitad en diagonal
3-4 ramitas de menta, solo las hojas
3-4 ramitas de cilantro, solo las hojas

ALIÑO

100 g de yogur de coco
raspadura de 1 lima
1 cucharadas de zumo de lima recién exprimido
sal marina y pimienta negra molida gruesa

Con dos días de antelación, remoje las judías durante toda una noche (o unas 8 horas) en agua, que las sobrepase 3 cm. Una vez remojadas, observará que algunas pieles empiezan a agrietarse y que las judías se han hinchado. Escúrralas y lávelas, luego déjelas en un colador, tapado con un trapo de cocina, hasta que nazcan pequeños brotes blancos. No deberían tardar más de un día en salir. Si no lo han hecho, aclárelas de nuevo, tápelas y espere a que lo hagan. Durante los meses fríos, las judías tardan más en brotar, por lo tanto, si desea acelerar el proceso, deje el colador en un ambiente cálido.

Para preparar la ensalada, corte el pepino en rodajas con una mandolina. Luego haga lo mismo con el hinojo, y vierta ambos ingredientes en un cuenco. Si no dispone de mandolina, utilice un cuchillo afilado. Seguidamente añada las hojas de lechuga, las judías mungo y la mitad del edamame, los guisantes, y las hojas de menta y cilantro.

En un bol pequeño mezcle los ingredientes del aliño y viértalo sobre la ensalada, removiendo para que esta se impregne bien.

Reparta la ensalada en dos platos. Luego esparza por encima el resto de edamame, los guisantes y las hojas de menta y cilantro. Sirva enseguida.

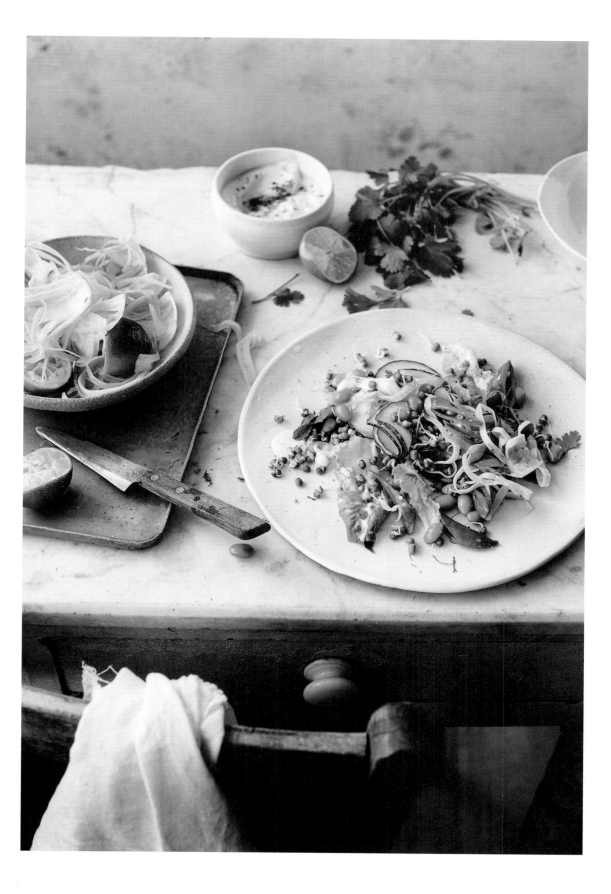

Esta receta, rápida y fácil de preparar, convierte la típica tostada en una comida nutritiva y ligera pero llena de proteínas y de verduras saludables. Además, el pesto vegano es ¡simplemente mágico!

TOSTA CON LÁMINAS DE CALABACÍN, ALUBIAS Y PESTO (v)

2 RACIONES

1 calabacín grande en finas láminas alargadas
1 lata de 400 g de alubias blancas, lavadas y escurridas
4 rebanadas de pan de masa madre tostadas
copos de sal marina, para servir
2 cuñas de lima, para servir

PESTO VEGANO

1 manojo grande de hojas de albahaca, y más para servir
1 manojito de hojas de cilantro
30 g de piñones tostados
35 g de pistachos crudos
120 ml de aceite de oliva virgen extra, y más para rociar
¾ de cucharadita de sal marina

Para hacer el pesto, ponga todos los ingredientes en el vaso de la batidora y tritúrelos. Reserve.

Ponga las láminas de calabacín y las alubias en un cuenco grande, añada una cuarta parte del pesto y mezcle para que se impregnen.

Unte el resto del pesto en las tostas, y ponga por encima el calabacín y las alubias. Rocíe con aceite de oliva, adorne con hojas de albahaca y copos de sal marina. Sirva con las cuñas de lima.

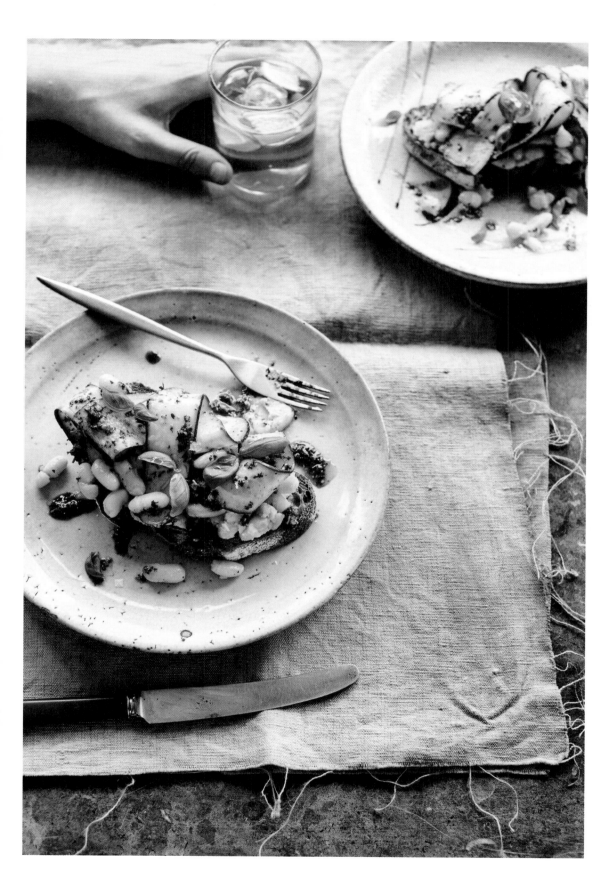

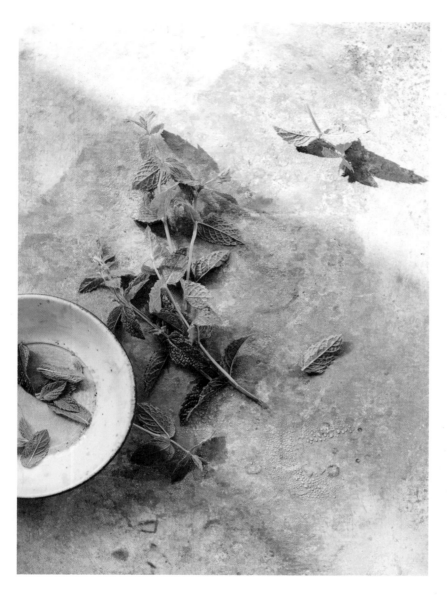

EL CHACRA DEL CORAZÓN ESTÁ CONECTADO CON LA CURACIÓN Y EL CARIÑO A TODOS LOS NIVELES (EMOCIONAL, MENTAL, FÍSICO), Y TIENE LA CAPACIDAD DE CANALIZAR ADECUADAMENTE LAS EMOCIONES. SI EXPERIMENTA HABITUALMENTE RELACIONES PROBLEMÁTICAS O LE CUESTA CONECTAR CON LAS PERSONAS, ES POSIBLE QUE TENGA ESTE CHACRA DESEQUILIBRADO.

OTROS SIGNOS DE DESEQUILIBRIO SON TIMIDEZ, FALTA DE EMPATÍA, CODEPENDENCIA, NECESIDAD DE APROBACIÓN PARA SENTIRSE REALIZADO, CELOS, TENDENCIA A JUZGAR, CRITICAR Y CONTROLAR, BAJA AUTOESTIMA, SUSPICACIA, SENTIMIENTOS POSESIVOS, TEMOR A DESHACERSE DEL DAÑO EMOCIONAL, ACTITUD DEFENSIVA Y DESCONFIANZA.

Siempre hay que saber una receta saludable que pueda prepararse en cinco minutos, y esta es la mía. Solo tardará el tiempo que requiere triturar los ingredientes y hervir el agua. Sírvala directamente de la batidora al bol, y disfrute de una comida en menos de lo que le hubiera costado ir a comprar un plato preparado al supermercado.

En mi opinión, los guisantes combinan con la mayoría de hierbas, de modo que si no dispone de menta, pruebe con la albahaca que crece en la maceta de la cocina. La receta también funciona con cilantro, tomillo y estragón. Las alubias blancas aportan espesor a la sopa, pero se pueden emplear judías verdes u otro tipo de alubias.

SOPA RÁPIDA DE GUISANTES Y MENTA (v)

2 RACIONES

400 g de guisantes congelados
1 lata de 400 g de judías blancas pequeñas
1 cubito de caldo vegetal
10 g de hojas de menta

Ponga todos los ingredientes en el vaso de la batidora con 500 ml de agua hirviendo. Triture a velocidad alta durante 2-3 minutos.

Pruebe de sal, luego pase la sopa a un cazo mediano para calentarla. Sírvalo en dos boles y disfrute.

¿Hay algo más reconfortante que un plato de pasta fresca servido con una salsa sencilla y una pizca de queso?

LINGUINI DE LINAZA
con pesto de espárragos, burrata y aceite de albahaca

2 RACIONES

LINGUINI

2 cucharadas de semillas de lino molidas
120 ml de agua filtrada
150 g de harina para pasta al gusto
una buena pizca de sal marina
1 cucharadita de aceite de oliva virgen extra

PESTO DE ESPÁRRAGOS

100 g de espárragos limpios
2 cucharadas de aceite de oliva virgen extra, y más para engrasar
5 ramitas de albahaca
40 g de parmesano rallado, y más para servir
½ cucharadita de raspadura fina de limón
1 cucharada de zumo de limón recién exprimido
sal marina y pimienta negra molida gruesa

ACEITE DE ALBAHACA

2 cucharadas de aceite de oliva virgen extra
1 ramita de albahaca, solo las hojas

PARA SERVIR

150 g de burrata
una pizca de copos de guindilla
albahaca morada de hoja pequeña

Empezaremos preparando los linguini de linaza. Ponga las semillas de lino y la mitad del agua en un bol pequeño. Deje reposar 5 minutos. Con una batidora de mano, dele unos toques rápidos para mezclar bien los ingredientes y potenciar el espesor. Mezcle la harina con la sal en una superficie limpia y deje un hueco en el centro. Vierta la mezcla del lino y agua con el aceite de oliva en el hueco y mezcle para conseguir una masa homogénea. Al mezclar, vaya vertiendo el resto del agua filtrada, añadiendo según sea necesario. Con una espátula para pasta, trabaje los ingredientes y amase hasta obtener una masa firme y uniforme. Forme una bola, envuélvala con papel film transparente y déjela reposar de 30 a 90 minutos.

Cuando la masa haya reposado, córtela en trozos pequeños y pase cada uno por la máquina de hacer pasta, empezando por la opción de mayor grosor, y de ahí vaya disminuyendo. Deténgase en el penúltimo grosor para la última pasada, luego corte las láminas de pasta en tiras de 3 mm de ancho. Extienda los linguini sobre una bandeja de horno forrada con papel vegetal y guárdelos en el congelador 30 minutos.

Prepare el pesto de espárragos. Precaliente una plancha a fuego fuerte. Unte los espárragos con aceite de oliva y salpiméntelos. Deje cocer 5-6 minutos o hasta que se tuesten ligeramente. Cuando se templen, trocéelos. Métalos en el vaso de la batidora con el aceite de oliva, la albahaca, el parmesano, la raspadura y el zumo de un limón, sal y pimienta, y tritúrelo todo. Reserve.

Para el aceite de albahaca, triture en el mortero el aceite con la albahaca. Páselo a un bol pequeño.

Para cocer la pasta, ponga a hervir agua con sal en una olla grande. Eche los linguini semicongelados al agua hirviendo, espere a que el agua vuelva a hervir y déjelos cocer 1-2 minutos. Ya cocida, escurra la pasta y devuélvala a la olla. Añada el pesto de espárragos y mézclelo bien.

Para servir, reparta la pasta en dos platos y coloque encima la burrata, los copos de guindilla, el aceite de albahaca, las hojitas de albahaca morada, sal y pimienta.

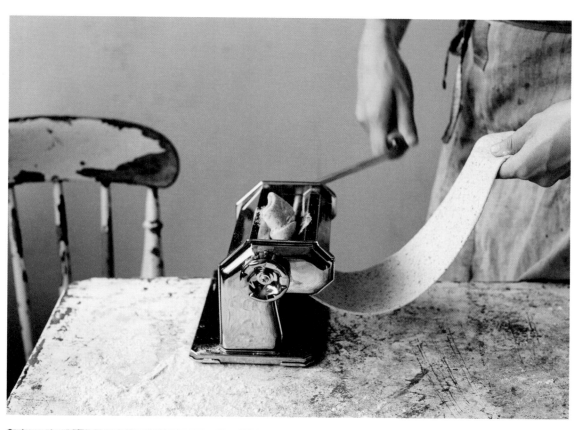

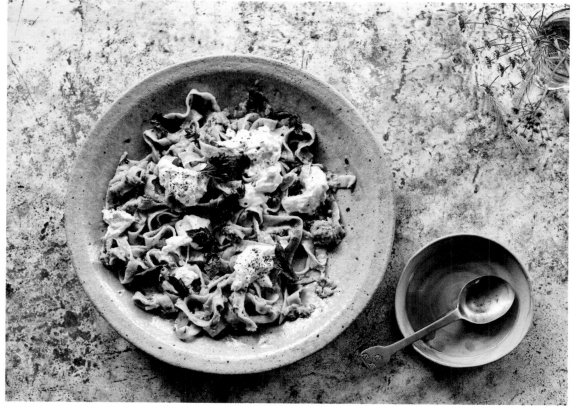

Cuando el boniato empieza a aburrir hay que encontrar otras maneras de disfrazarlo y volver a hacerlo atractivo.

Buscando inspiración, me fijé en los tubos de pasta de curri rojo y verde tailandés que tengo en el frigorífico. Entonces me pregunté si quedarían bien para animar un poco a las verduras. Abrí la pasta de curri rojo, la diluí en un poco de aceite de oliva y unté unas cuñas de boniato: estaba riquísimo. Y está todavía mejor cuando lo acompaña la salsa raita de albahaca.

CURRI SAAG CON VERDURAS
con boniato picante y raita de albahaca (v)

2-4 RACIONES

CUÑAS DE BONIATO PICANTE

3 cucharadas de aceite de oliva virgen extra
1 cucharadita de pasta de curri rojo tailandés
2 boniatos

CURRI SAAG

1 brócoli, ramilletes y tallo troceados
150 g de guisantes frescos o congelados
un manojito de cilantro, picado (con tallos)
4 puñados de hojas de espinacas baby
1 cucharada de jengibre rallado
1 pimiento verde picante (con semillas)
1 cucharada de semillas de comino tostadas
2 cucharaditas de cúrcuma molida
2 cucharaditas de especias garam masala
1 cucharadita de sal marina
300 ml de caldo vegetal
2 cucharadas de aceite de oliva virgen extra
1 lata de 400 ml de leche de coco entera
½ coliflor en ramilletes
sal marina y pimienta negra molida gruesa

Empiece asando el boniato. Para ello, precaliente el horno a 200 °C/Gas 6, y forre una bandeja de horno con papel vegetal.

Ponga el aceite de oliva y el curri rojo en un cuenco para mezclarlo bien y formar una pasta. Corte el boniato a lo largo por la mitad y trocee cada parte en 3-4 cuñas, en función del tamaño del boniato. Añada los trozos al cuenco con la pasta de curri y remueva para que se impregnen. Pase las cuñas de boniato a la bandeja de horno, formando una capa. Sálelas al gusto y hornéelas 25 minutos o hasta que se doren y queden crujientes. Sáquelas del horno y resérvelas para cuando vaya a servir el curri.

Para el curri saag, ponga en el vaso de la batidora el brócoli, los guisantes, el cilantro, las espinacas, el jengibre, el pimiento, el comino, la cúrcuma, el garam masala y 1 cucharadita de sal. Triture hasta obtener una pasta, luego añada el caldo vegetal en tandas de 100 ml. Triture un poco más los ingredientes cada vez que agregue caldo.

MÁS INGREDIENTES Y PREPARACIÓN...

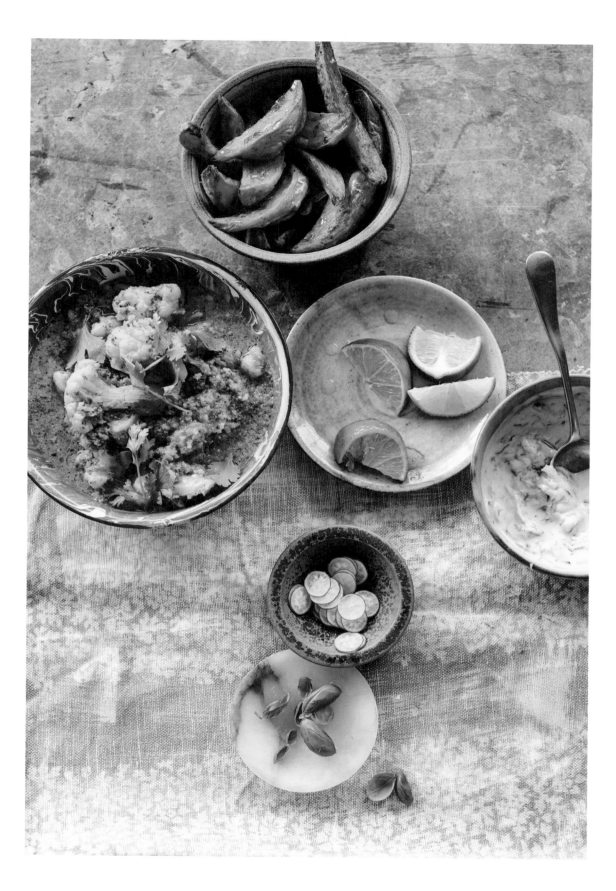

RAITA DE ALBAHACA

150 g de yogur natural entero
 (vegano, si lo prefiere)
¼ pepino rallado con piel
raspadura y zumo de 1 limón recién
 exprimido
un puñadito de hojas de albahaca
 troceada fina

PARA DECORAR

1 lima en cuartos
2 rábanos en rodajas finas
hojas de cilantro

Ponga una sartén grande con tapa a fuego medio, añada el aceite de oliva, la mezcla de saag y la leche de coco. Remueva y lleve a ebullición. Añada los ramilletes de coliflor, baje el fuego y tape la sartén. Deje cocer 20 minutos o hasta que la coliflor esté al dente.

Mientras se cuece el saag, prepare la salsa raita. En un cuenco pequeño ponga el yogur, el pepino, la raspadura y el zumo de limón y la albahaca. Remueva bien. Salpimiente y reserve.

Destape la sartén y remueva con cuidado el saag. Compruebe si la coliflor está lista. Pruebe y rectifique de sal y pimienta. Retire la sartén del fuego. Ya está listo para servir.

Ponga saag en el fondo de 4 boles poco profundos y reparta unas cuñas de boniato por encima. Decore con la salsa raita de albahaca, una cuña de lima, algunas rodajas de rábano y hojitas de cilantro.

Si usted es, por lo general, compasivo, se siente realizado emocionalmente y disfruta amando con todo su corazón, es muy probable que tenga el chacra del corazón sano. Así pues, es capaz de mantener relaciones íntimas, pero también de establecer unos límites personales saludables. Y además de resultarle fácil confiar, perdonar, no juzgar y mostrarse amable, suele irradiar paz y tranquilidad.

Posee una fuerte conexión con la naturaleza, es de fiar, los demás se abren ante usted y se siente agradecido por todo lo que llega a su vida, incluso las dificultades. Aquí es cuando su energía empieza a dirigirse al reino espiritual. Al abrir este chacra, uno despierta al amor universal que le rodea y le llena.

BUÑUELOS DE REQUESÓN, CALABACÍN Y PARMESANO
con salsa verde

2 RACIONES

BUÑUELOS
1 cucharada de semillas de lino molidas
80 g de requesón firme
1 calabacín, de unos 220 g, limpio y rallado
1 cucharadita de raspadura fina de limón
40 g de parmesano rallado fino, y más para servir
50 g de copos de quinoa o pan rallado
1 cucharada de aceite de oliva virgen extra, y más para engrasar
sal marina y pimienta negra molida gruesa

SALSA VERDE
6 ramitas de perejil, solo las hojas
6 ramitas de albahaca, solo las hojas
4 ramitas de menta, solo las hojas
zumo de 1 limón recién exprimido
pimienta negra molida gruesa
100 ml de aceite de oliva virgen extra
½ cucharadita de sal marina

Ponga las semillas de lino molidas en un bol pequeño con 2 cucharadas de agua y remueva. Reserve mientras prepara la salsa verde.

Para la salsa de pesto, ponga las hierbas y el zumo de limón en el vaso de la batidora y triture hasta obtener una pasta homogénea. Añada un hilo de aceite para lograr una textura diluida. Salpimiente al gusto y reserve.

Con una batidora de mano, dele al agua con el lino unos golpes rápidos. De esta manera potenciará su efecto compacto y conseguirá unos buñuelos sólidos. Póngalo en un bol mediano con el requesón, el calabacín, la raspadura de limón, el parmesano y la quinoa o pan rallado. Salpimiente al gusto y mezcle bien. Deje reposar la mezcla 15 minutos.

Caliente una sartén antiadherente con un poco de aceite a fuego fuerte. Por tandas, cocine los buñuelos 2-3 minutos por cada lado, hasta que se doren.

Sírvalos con un poco de salsa verde y más parmesano por encima.

Para quien no esté familiarizado con el concepto, el bol Buda es un plato delicioso con muchos ingredientes que juntos forman una «barriga» redonda como la de Buda. ¡Es una comida fabulosa!

Ofrece al organismo la ocasión perfecta de nutrirlo combinando alimentos y sabores que seguramente no coincidirían en otra receta. El truco está en crear una base y un aliño que combinen con el resto de los ingredientes.

BOL BUDA CON KALE AL KIMCHI
con arroz pilaf negro (v)

2 RACIONES

ARROZ PILAF NEGRO

150 g de arroz negro
2 cucharadas de aceite de oliva virgen extra
½ cucharadita de sal marina
2 tallos de apio limpio y en rodajas finas
6 rábanos limpios y en rodajas finas
semillas de ¼ granada
3 cucharadas de pistachos crudos troceados

KALE MARINADO CON KIMCHI

2 cucharadas de kimchi
2 cucharadas de aceite de sésamo tostado
1 cucharadas de zumo de lima recién exprimido
1 cucharada de aceite de oliva virgen extra
80 g de kale rizado, con las hojas limpias y troceadas, sin tallos

BOL BUDA

8 cuñas de boniato asado
8-10 ramilletes de brócoli escaldados
4 cucharadas de edamame
pulpa de 1 aguacate laminado
1 cucharada de jengibre encurtido
semillas de sésamo blanco
2 cuñas de lima

Empiece preparando el pilaf. Ponga el arroz en un cazo y cúbralo con 600 ml de agua. Cuézalo a fuego medio-fuerte sin tapar durante 35 minutos o hasta que se absorba toda el agua. Añada más agua si lo considera necesario. Lave el arroz cocido en un colador de malla fina para eliminar los restos negros. Deje que vaya escurriendo mientras prepara el resto de ingredientes.

Para el kale marinado con kimchi, disponga el kimchi, el aceite de sésamo, el zumo de lima y el aceite de oliva en el vaso de la batidora y triture. Añada unas cucharadas de agua si prefiere aligerar el aliño. Remueva el kale con la mitad del aliño durante 2 minutos, o hasta que este se ablande. Aparte el resto de aliño y el kale mientras acaba de preparar el pilaf.

Ponga el arroz en una fuente, añada el aceite de oliva y la sal. Mezcle bien. Agregue el apio, los rábanos, las semillas de granada y los pistachos. Remueva para mezclar de nuevo.

Reparta el kale en dos boles poco hondos, y haga lo mismo con el arroz. Rellene los boles con el boniato, los ramilletes de brócoli, el edamame, el aguacate, las semillas de sésamo, el jengibre y las cuñas de lima. Antes de servir, vierta el resto de aliño por encima y disfrútelo enseguida.

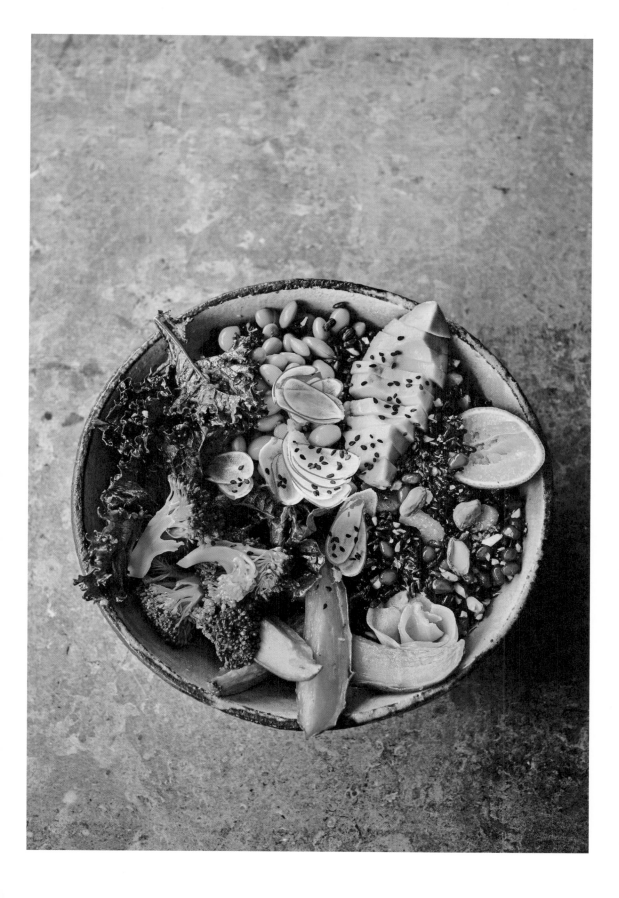

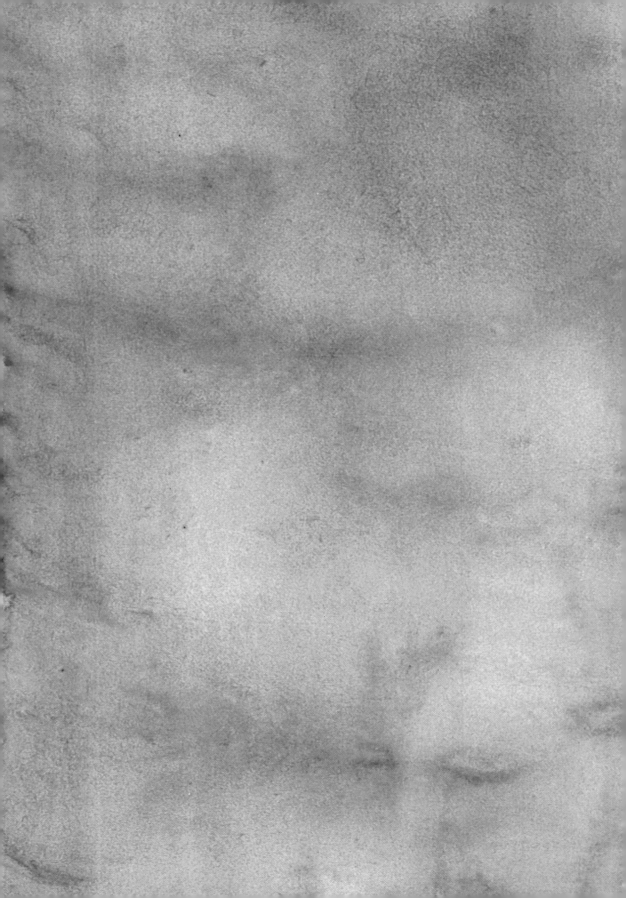

CHACRA DE LA GARGANTA
verdad

Alimentos clave para el chacra de la garganta:
ALIMENTOS AZULES: arándano, pasas, arándano
rojo, baya goji, ciruela, ruibarbo
HIERBAS PARA LA GARGANTA Y TIROIDES: salvia, baya
de saúco, equinácea, miel de manuka, jengibre
ALIMENTOS RICOS EN VITAMINA C: fresas, perejil,
baya de goji
ALIMENTOS RICOS EN YODO: alga kelp,
semillas de girasol
Evite alimentos estimulantes, como la cafeína
y los azúcares refinados

Comprar té kombucha natural y aromatizarlo con el sabor que usted prefiera es una buena manera de adaptarlo a su paladar. Yo suelo comprar el kombucha de jengibre y luego le añado frutas y hierbas. La albahaca es una buena opción, porque combina con muchas frutas, por ejemplo con fresas, frambuesas y arándanos. En esta receta lo comprobará.

Pero le sugiero que no mezcle los ingredientes en la batidora, para no acabar con un enredo tremendo. Si no dispone de mortero, puede triturar la fruta y las hierbas en la batidora y añadirlas después a la kombucha.

COMPOTA DE PERA Y RUIBARBO CON CRUJIENTE DE PISTACHOS
con kombucha de arándanos y albahaca (v)

2 RACIONES

COMPOTA DE PERA Y RUIBARBO

2 peras grandes o 3 medianas, cortadas en cuartos y sin pepitas
2 tallos de ruibarbo, cortados en trozos de 4 cm
200 ml de zumo de naranja recién exprimido
3 vainas de cardamomo
1 rama de canela
1 estrella de anís
2 cucharadas de yogur (vegano, si lo prefiere) o labneh

KOMBUCHA DE ARÁNDANOS Y ALBAHACA

50 g de arándanos
3 ramitas de albahaca, solo las hojas
700 ml de kombucha natural

CRUJIENTE DE PISTACHOS

50 g de pistachos crudos troceados
20 g de bayas goji
1 cucharada de semillas de chía

Empiece preparando la compota de pera y ruibarbo. Precaliente el horno a 200 °C/Gas 6. Forre una bandeja de horno con papel vegetal.

Disponga todos los ingredientes (excepto el yogur o labneh) en la bandeja y tápelos con papel de aluminio. Áselos 10 minutos, retire el aluminio y métalos en el horno 10 minutos más. (Si las peras son especialmente duras o verdes, tal vez necesiten 10 minutos más antes de añadirles el ruibarbo.) Saque la bandeja del horno y deje templar los ingredientes mientras prepara la kombucha.

Ponga los arándanos y las hojas de albahaca en el mortero. Píselos hasta obtener una pasta. Compruebe que la albahaca queda bien integrada con los arándanos. Después páselo a una jarra de 1 litro de capacidad, como mínimo. Vierta la kombucha, remueva y deje que infusione 10-20 minutos.

Mezcle los ingredientes para el crujiente de pistachos en un bol pequeño. Reserve.

Para servir, reparta la compota en dos boles y eche por encima una cucharada de yogur o labneh. Luego espolvoree con el crujiente de pistachos. Disfrútelo con la kombucha de arándanos y albahaca.

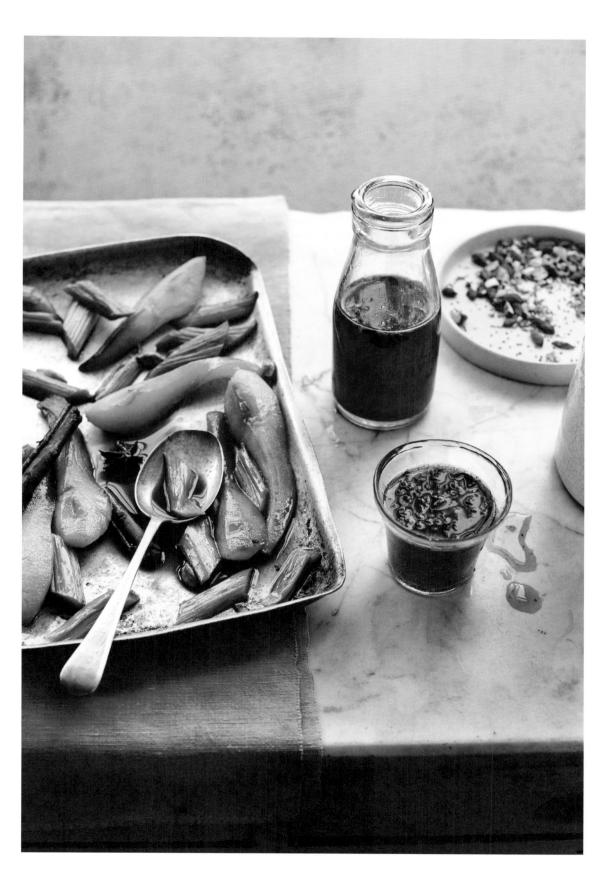

Estas gachas son la combinación perfecta –dulce y suave a la vez– de fruta cocida y cereales consistentes, que sacian. El resultado, debo decirlo, es espectacular.

Cuando haya probado esta receta, repetirá una y otra vez, y seguro que experimentará con otras combinaciones de frutas, especias y cereales.

Las peras pueden sustituir sin ningún problema a las manzanas y, para ser fieles al chacra de la garganta, se pueden cambiar las moras por grosellas negras o ciruelas.

GACHAS DE MORAS, TRIGO SARRACENO Y MANZANA (v)

2 RACIONES

3 manzanas peladas, sin pepitas y troceadas
80 g de trigo sarraceno entero o copos de avena
360 ml de agua mineral
1 cucharadita de canela molida
100 ml de leche de avena u otra a su gusto (opcional)
200 g de moras frescas o congeladas
yogur de coco, para servir
almendras tostadas, troceadas, para servir

Ponga las manzanas, el trigo sarraceno, agua y canela en un cazo grande de base gruesa. Mezcle bien y póngalo a fuego medio. Tape el cazo y lleve el contenido a una ligera ebullición, removiendo cada 4-5 minutos para que el trigo sarraceno no se pegue.

Deje cocer 10-20 minutos más o hasta que las manzanas queden tiernas, el trigo sarraceno se ablande y quede una masa homogénea.

Retírelo del fuego y añada la leche para diluir un poco la mezcla, si lo desea. Agregue las moras. Remueva un poco las gachas y sírvalas enseguida con yogur y almendras tostadas.

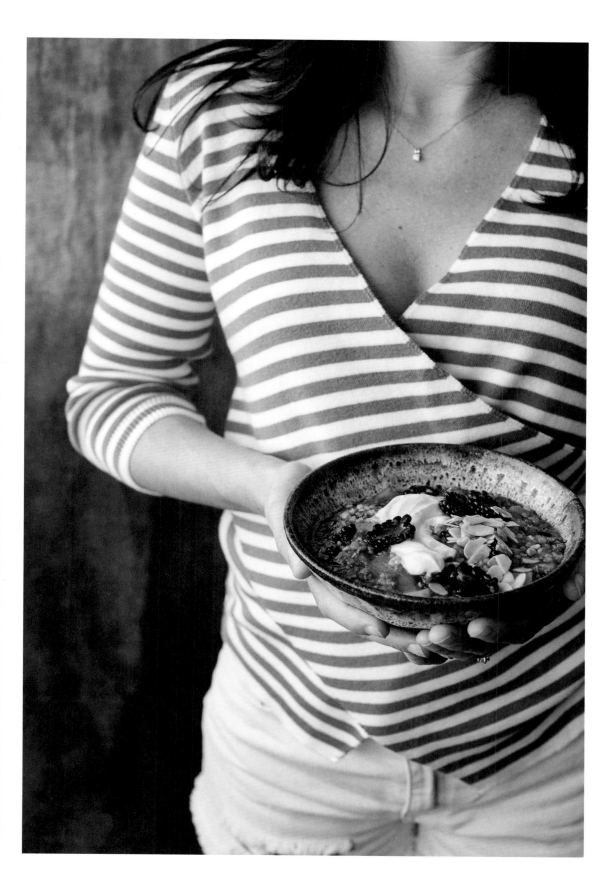

Cuando trabajaba de chef en los Alpes franceses, el día de Navidad servía torrijas a los huéspedes para desayunar, y ahora lo he convertido también en tradición familiar. Esta es mi versión vegana, con semillas de chía molidas para espesar la masa.

He cambiado el pan normal por pan con pasas, porque considero que el sabor a canela de este tipo de pan queda muy bien con los plátanos caramelizados.

TORRIJAS CON PAN DE PASAS
con leche al jengibre (v)

2 RACIONES

TORRIJAS
1 cucharada de semillas de chía
200 ml de leche de avena u otra a su gusto
1 cucharadita de extracto de vainilla
½ cucharadita de canela molida
1 cucharada de jarabe de arce, y más para servir
1 cucharada de aceite de coco, para freír
4-6 rebanadas gruesas de pan de pasas
yogur griego natural entero (vegano, si lo prefiere), para servir

PLÁTANO CARAMELIZADO
2 cucharadas de jarabe de arce
2 cucharadas de azúcar de coco
1 cucharada de aceite de coco
1 plátano, pelado y en rodajas

LECHE AL JENGIBRE
60 g de anacardos
400 ml de leche de avena u otra a su gusto
120 ml de leche de coco
2-4 dátiles deshuesados
1 cucharadita de canela molida, y más para servir (opcional)
½ cucharadita de cardamomo molido
¼ cucharadita de clavo molido
½ cucharadita de jengibre molido
1 cucharadita de extracto de vainilla

Empiece moliendo las semillas de chía con una batidora. (No es imprescindible, pero la textura de las torrijas quedará más fina si muele la chía.)

En un cuenco grande mezcle la chía con la leche, la canela y el jarabe de arce, y refrigérelo 10-20 minutos. Así da tiempo a que la chía espese la mezcla y le confiera una textura parecida al huevo.

Caliente el aceite de coco en una sartén grande a fuego medio-fuerte. Moje las rebanadas de pan en la mezcla de chía, dejando que el pan se empape unos 20 segundos por cada lado. Fría el pan 3-4 minutos hasta que se dore.

Para el plátano caramelizado, ponga otra sartén antiadherente a fuego medio. Añada a la sartén el jarabe de arce, el azúcar de coco y el aceite, y combine bien la mezcla para disolver el azúcar. Agregue el plátano y báñelo en el caramelo, dejando que burbujee 3-4 minutos hasta que quede dorado y blando. Retire del fuego. Coloque el plátano caramelizado sobre las torrijas y rocíelas con el resto de la salsa sobrante de la sartén. Sirva una cucharada de yogur y un poco más de jarabe de arce.

Para la leche con jengibre, añada todos los ingredientes al vaso de la batidora y triture hasta lograr una mezcla cremosa y suave. Vierta la mezcla en un cazo pequeño y caliéntela a fuego bajo-medio. Sírvala en tazas y espolvoree con canela en polvo, si lo desea. Disfrute la bebida con las torrijas.

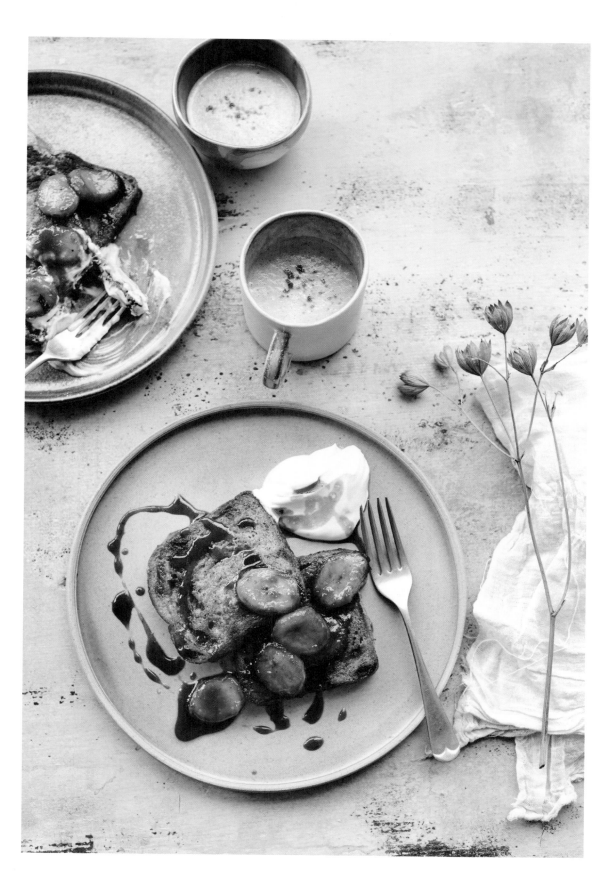

En parte un crepe salado, en parte un pan plano, la socca es algo sencillo y delicioso. Tradicionalmente se prepara con harina de garbanzo, agua y aceite de oliva (con pimienta negra), se cuece al horno de leña en una base redonda, se despega de forma rústica y se sirve caliente. Por dentro es tierna, por fuera es dorada y los bordes quedan crujientes.

Para variar, me he tomado algunas libertades aportando mi toque personal a la receta básica. Y he decidido darle más sabor, con espárragos y queso de cabra. De esta manera la receta adquiere otra dimensión.

Es un bocado para tomar a cualquier hora del día, y además este plato de fácil preparación es tan versátil que permite añadirle espinacas, pesto, feta o cualquier verdura.

SOCCA DE ESPÁRRAGOS Y CUAJADA DE CABRA

2 RACIONES

120 g de harina de garbanzo
240 ml de agua
½ cucharadita de sal marina, y más para el final
2 cucharaditas de zumo de limón
¼ cucharadita de bicarbonato
2 cucharadas de aceite de oliva virgen extra
6 espárragos en trozos
3 cucharadas de cuajada de leche de cabra
pimienta negra molida gruesa
virutas de parmesano, para servir
hojas de espinacas baby, para servir

Ponga la harina de garbanzo y la sal en un cuenco mediano y vaya incorporando poco a poco el agua y el zumo de limón. Tape el cuenco y deje que la masa repose unas horas, preferiblemente toda la noche.

Cuando esté a punto para cocer la socca, precaliente el horno a 230 °C/Gas 8. Añada 1 cucharada del aceite de oliva a una sartén de hierro fundido y métala en el horno para que se caliente.

Mezcle el bicarbonato con el resto de aceite e incorpórelo a la masa.

Saque la sartén del horno y vierta la masa en ella. Reparta por encima los espárragos y la cuajada de cabra. Luego salpimiente.

Hornee la socca 20 minutos, o hasta que se doren los bordes.

Retírela del horno y espolvoree con parmesano y hojas de espinacas.

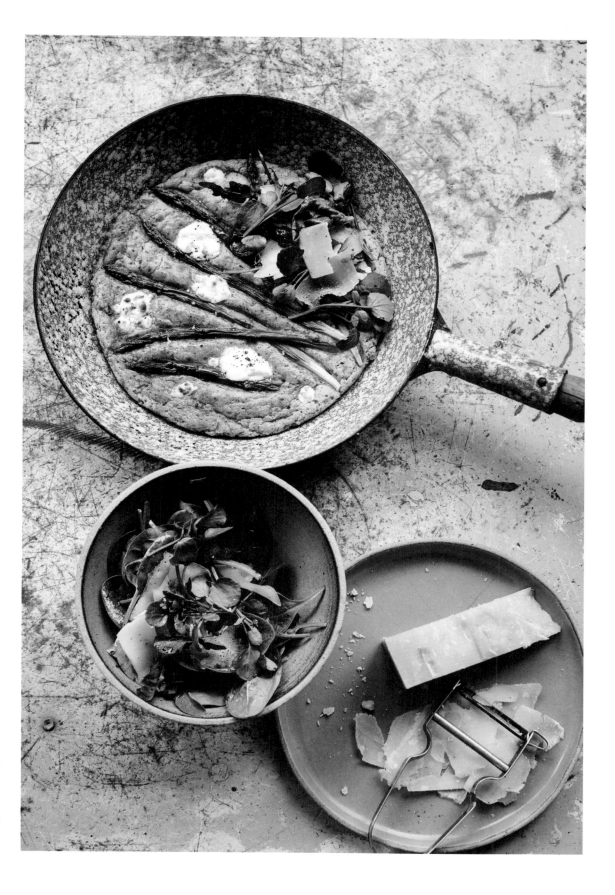

Me gusta pensar que la galette fue inventada por un pastelero perezoso que estaba harto de la minuciosidad que conlleva la repostería. Personalmente, yo prefiero la pasta rústica, más artesanal, y esta masa de espelta con sabor a frutos secos es facilísima de preparar. Guarde una ración en el congelador para tener una galette lista cuando disponga de poco tiempo.

GALETTE DE REMOLACHA, ESPINACAS Y QUESO DE CABRA

4 RACIONES

MASA

100 g de harina de espelta
100 g de harina integral
1 cucharadita de levadura en polvo
½ cucharadita de sal
120 ml de agua
120 ml de aceite de oliva virgen extra

RELLENO

5 remolachas, un total de 450 g
2 puñados de hojas de espinacas baby
1 cucharadita de zumo de limón recién exprimido
1 cucharadita de aceite de oliva virgen extra
una pizca de sal marina
1 cucharada de queso de cabra
1 cucharadita de almendras molidas
1 cucharada de hojas de tomillo

HOJAS ALIÑADAS

1 puñado de hojas de remolacha
1 puñado de hojas de espinacas baby
1 cucharadita de aceite de oliva virgen extra
½ cucharadita de mostaza de grano entero
1 cucharadita de vinagre balsámico

PARA SERVIR

2 cucharadas de queso de cabra
1 cucharada de semillas de girasol

Precaliente el horno a 180 °C/Gas 4 y empiece a preparar la masa. En un cuenco grande tamice las harinas, el bicarbonato y la sal. Añada el agua y el aceite de oliva y remueva con una cuchara de madera, o mejor con las manos, hasta formar una masa. Coloque la masa sobre una lámina grande de papel vegetal. Con el rodillo, extiéndala para obtener un disco de 30-35 cm de unos 2-3 mm de grosor. Recorte los márgenes si es preciso.

Para el relleno, cocine la remolacha al vapor 25 minutos a fuego medio. Cuando esté lista, retírela y déjela templar. Después pélela y córtela en rodajas de 2 mm de grosor.

Ponga las espinacas en un cazo pequeño, a fuego medio, con el zumo de limón, aceite de oliva y una pizca de sal. Cocínelas apenas 30 segundos o 1 minuto para que se ablanden, déjelas templar y retírelas del cazo. Presione las espinacas para eliminar el exceso de agua.

Con un cuchillo espátula, extienda una capa fina de queso de cabra sobre la masa, dejando libre un margen de 2 cm. Espolvoree con harina de almendra, reparta las espinacas y después las rodajas de remolacha y las hojas de tomillo, siempre respetando los bordes. Doble los bordes hacia el centro. Pase la galette a una bandeja de horno y hornee 35-45 minutos, o hasta que la masa quede bien cocida y dorada. Mientras, mezcle en un bol las hojas de remolacha (rompa las más grandes), las espinacas con el aceite de oliva, la mostaza y el vinagre balsámico. Remueva para que se mezcle bien todo.

Ya cocida, saque la galette del horno y esparza por encima queso de cabra y semillas de girasol. Sirva con las hojas aliñadas.

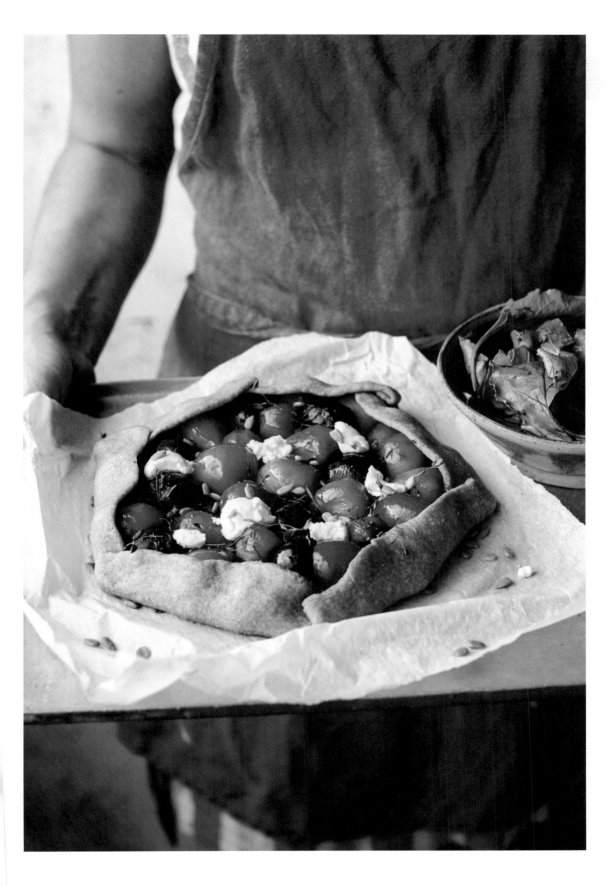

Desde que descubrí esta receta no he dejado de hacerla. Y es que no solo sabe mejor que el auténtico tofu, sino que además es más barato y fácil de preparar. El rebozado de almendra que recubre los bastoncitos es muy sabroso y le aporta una textura crujiente fantástica.

CHIPS DE TOFU DE GARBANZOS
con salsa de tomate (v)

2-4 RACIONES

SALSA DE TOMATE

1 cucharada de aceite de oliva virgen extra
1 tallo de apio en dados finos
½ cucharadita de hojas de tomillo picadas
1 hoja de laurel
1 lata de 400 g de tomates de pera, o 450 g de tomates de pera frescos, si es temporada
1 cucharada de concentrado de tomate
1 cucharada de vinagre de sidra de manzana
1 cucharada de sirope de dátil
3-4 ramitas de albahaca, solo las hojas
sal marina y pimienta negra molida gruesa

CHIPS

aceite de coco, para engrasar
150 g de harina de garbanzo
1 cucharadita de sal marina fina
una pizca de cúrcuma molida

REBOZADO DE ALMENDRA

120 g de almendras peladas enteras o almendras molidas
2 cucharaditas de pimentón dulce ahumado
1 cucharada de orégano seco
1 cucharadita de sal marina fina
20 g de harina de trigo sarraceno o de garbanzo

Para la salsa de tomate, caliente el aceite de oliva en una sartén grande y deje pochar el apio, el tomillo y el laurel. Cuando estén tiernos, añada el tomate, el concentrado de tomate y el vinagre de sidra. Remueva bien y agregue el sirope de dátiles. Rebaje el fuego y deje cocer lentamente. Añada los tallos de albahaca y deje cocer 20-30 minutos más. Salpimiente al gusto y a continuación tritúrelo todo de modo que quede un puré homogéneo. Si lo desea, páselo por un colador fino. Una vez frío, viértalo en un recipiente y guárdelo en el frigorífico.

Para hacer el tofu de garbanzos, engrase con aceite de coco un molde cuadrado de 15 cm. Ponga la harina de garbanzo en un bol con la sal y la cúrcuma. Poco a poco vaya añadiendo 360 ml de agua, mientras remueve enérgicamente sin cesar. Añada 360 ml más y lleve a ebullición. Baje el fuego al mínimo, luego agregue la mezcla de harina de garbanzo, batiendo vigorosamente 5-6 minutos para que espese y quede una mezcla homogénea. Viértalo rápido en la bandeja preparada y deje templar a temperatura ambiente unos 45 minutos.

Mientras, para el rebozado de almendra, ponga las almendras, el pimentón, el orégano y la sal en el vaso de la batidora y triture muy bien. Si utiliza almendras molidas, puede mezclar todos los ingredientes directamente en un bol. Pase la harina del rebozado a un cuenco amplio y poco hondo, y reserve. Precaliente el horno a 200 °C/Gas 6 y forre una bandeja de horno con papel vegetal.

Ponga el tofu de garbanzos sobre una tabla y córtelo en barritas. Luego bata 3-4 cucharadas de agua, lentamente, con la harina de trigo sarraceno o de garbanzo, y obtenga una pasta diluida. Una a una, sumerja las barritas en la pasta, rebócelas por la harina de almendra y colóquelas en la bandeja preparada. Hornee durante 20 minutos o hasta que estén calientes y crujientes. Sirva con la salsa de tomate fría para mojar. El tofu rebozado se conservará en el frigorífico hasta 3 días en un recipiente hermético.

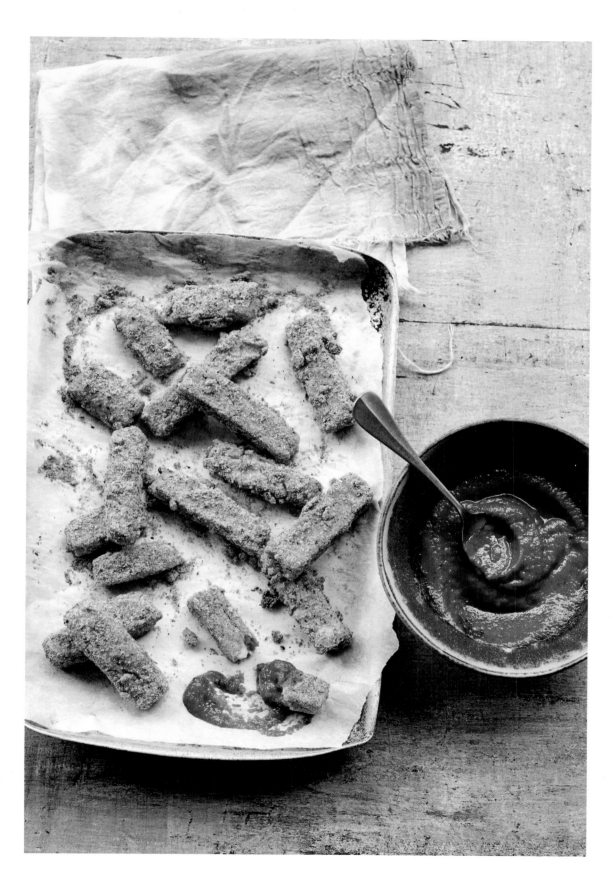

Este capítulo se titula «verdad» porque la expresión auténtica de uno mismo está ligada en gran parte a la capacidad de ser sincero. Las grandes conversaciones y la creatividad son piedras angulares para un chacra de la garganta sano, igual que la capacidad de saber escuchar a los demás. Son rasgos de una vida feliz y plena, por lo que conviene expresarse mediante todas las formas de comunicación posibles.

ENSALADA DE BERROS, APIONABO Y MANZANA

con queso para untar de tomate y albahaca (v)

2 RACIONES

25 g de nueces crudas
2 manzanas pequeñas Granny Smith
zumo de 1 limón
½ apionabo pequeño
1 bulbo de hinojo por la mitad
2 puñados de berros
galletas saladas crujientes, para servir

QUESO PARA UNTAR

40 g de anacardos crudos
2 cucharadas de copos de levadura nutricional
¼ de cucharadita de sal marina
100 ml de leche de almendra sin endulzar u otra a su gusto
½ cucharada de concentrado de tomate
1 cucharada de aceite de oliva
1 cucharada de copos de alga agar
2 cucharadas de tomates secos en aceite, picados
1 cucharada de hojas de albahaca, picadas

ALIÑO

100 ml de yogur de coco
2 cucharadas de aceite de oliva virgen extra
½ cucharadita de mostaza Dijon
½ cucharada de perejil picado
½ cucharada de pasta de rábano picante
sal marina y pimienta negra molida gruesa

Empiece preparando la crema de «queso». Ponga los anacardos, levadura nutricional y sal en el vaso de la batidora, y triture hasta hacerlos migas. En un cazo pequeño bata la leche con el concentrado de tomate y el aceite de oliva. Ponga el cazo a fuego medio, luego añada los copos de agar y remueva para combinarlos con la mezcla. Retire del fuego y deje reposar 5 minutos. Suba el fuego y lleve a ebullición, removiendo enérgicamente sin parar. A continuación deje hervir suavemente y, con una espátula de silicona, remueva de vez en cuando a fuego lento durante 5 minutos. Retire el cazo del fuego y vierta enseguida la mezcla en el vaso de la batidora. Incorpore los tomates secos y la albahaca y tritúrelo todo fino. Debe quedar una crema espesa. Forre una flanera o molde con papel film transparente y vierta el queso, presionándolo. Refrigérelo para que cuaje durante 1-2 horas.

Precaliente el horno a 150 °C/Gas 2. Ponga las nueces en una bandeja de horno y tuéstelas 15 minutos o hasta que empiecen a dorarse. Sáquelas y reserve para que se templen antes de trocearlas.

Quite el corazón de las manzanas, córtelas en cuartos y luego en juliana. Mézclelas con el zumo de limón en un cuenco grande. Pele el apionabo y trocéelo también en juliana. Enseguida añada la manzana y remueva. Lamine finamente el hinojo y agréguelo también.

Bata juntos los ingredientes para el aliño y salpiméntelo. Viértalo por toda la ensalada y remueva con cuidado.

Reparta los berros en dos platos. Sobre ellos disponga la ensalada y esparza las nueces por encima. Sirva con pan crujiente o galletas saladas y el queso para untar.

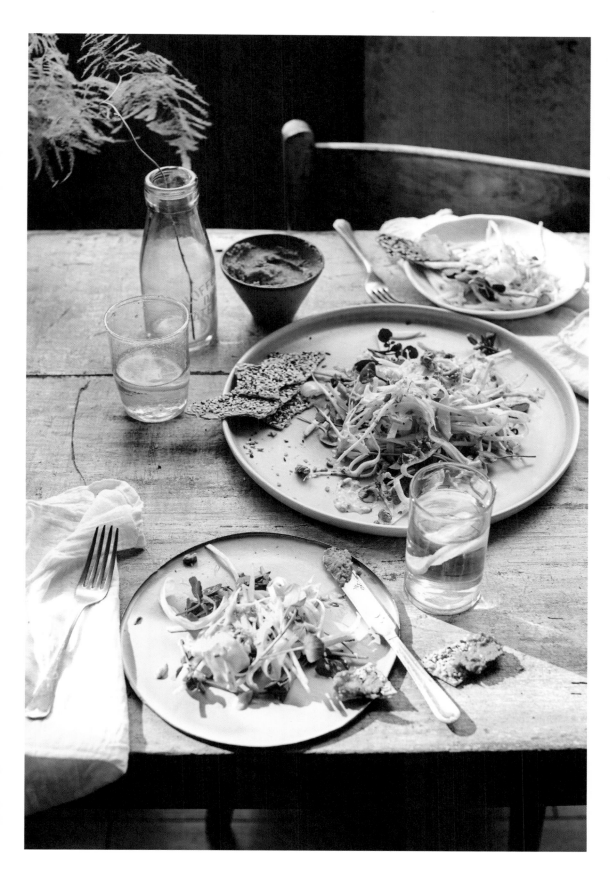

En este plato he incluido brochetas de tofu de garbanzos de la receta que encontrará en la p. 132 pero esta vez las he cocinado a la plancha para darles un toque ahumado. La ensalada también puede tomarse sola y convertirse en toda una comida.

ENSALADA DE QUINOA CON JUDÍAS VERDES Y ALCACHOFA
con brochetas de tofu de garbanzos y salsa de granada (v)

2 RACIONES

½ receta de «tofu» de garbanzos sin el rebozado (véase la p. 132)
2 cucharadas de almendras partidas y tostadas, para servir

ENSALADA

100 g de tomates secos en aceite
1 cucharadita de comino molido
200 g de quinoa cocida
100 g de judías verdes, limpias y escaldadas
2 alcachofas en aceite, escurridas y en cuñas
40 g de aceitunas kalamata sin hueso
un puñado de hojas de rúcula

SALSA DE GRANADA

¼ granada
1 cucharada de yogur de coco
1 cucharadita de melaza de granada
sal marina y pimienta negra molida gruesa

Para la ensalada, ponga los tomates secos, con el aceite y el comino, en el vaso de la batidora y triture hasta obtener una pasta.

Pase la pasta a una fuente, añada la quinoa cocida y remueva para impregnarla bien. Añada las judías escaldadas, las alcachofas escurridas, las aceitunas y la rúcula, y combínelo todo. Reserve.

Para la salsa de granada, pártala por la mitad y con cuidado retire las semillas de una parte. Reserve.

En un bol exprima el resto de semillas de granada. Deseche la cáscara y retire la piel blanca que caiga en el bol. Añada el resto de ingredientes para la salsa, excepto el condimento, y bátalo. Salpimiente al gusto.

Para cocinar las brochetas, corte el tofu en 4 barritas y ensártelas en 4 pinchos. Caliente una plancha a fuego fuerte. Unte el tofu y la plancha con un poco de aceite de oliva y cocine las brochetas unos minutos por cada lado.

Para servir, reparta la ensalada en dos platos y coloque las brochetas encima, rocíe con la salsa de granada y espolvoree con las almendras tostadas y semillas de granada reservadas.

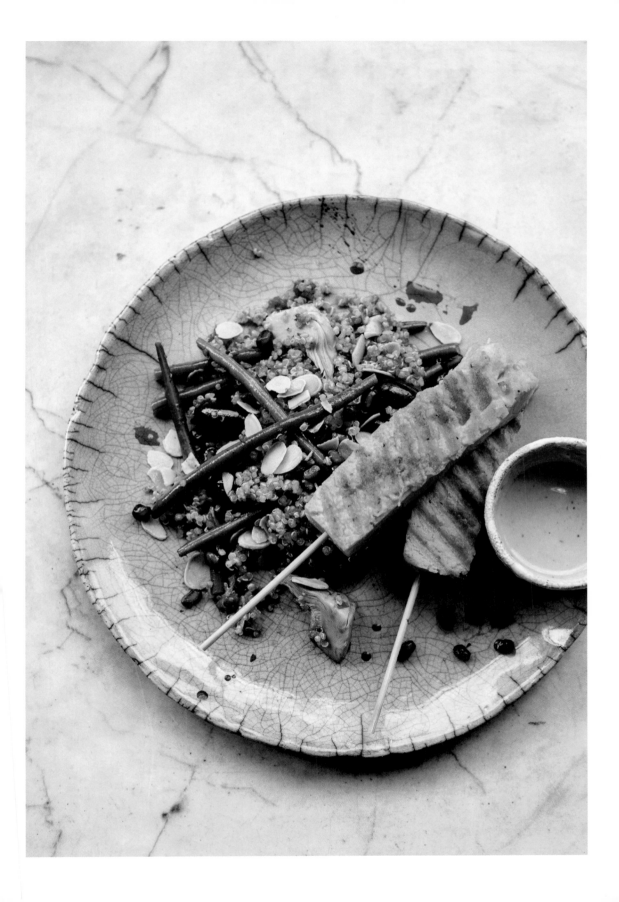

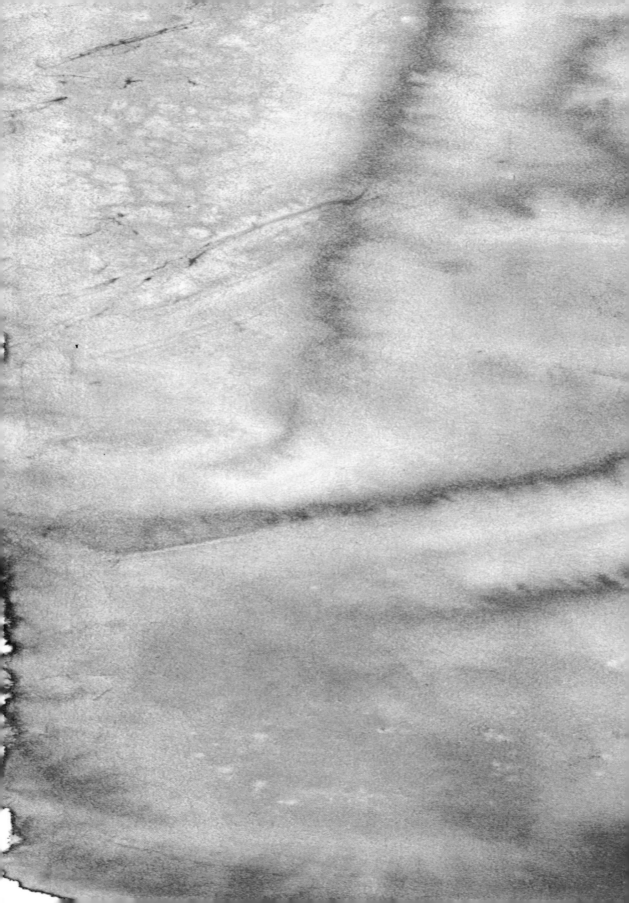

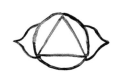

CHACRA DEL TERCER OJO
intuición

Alimentos clave para el chacra del tercer ojo:
ALIMENTOS MORADOS: moras, col lombarda, uvas,
achicoria, vinagre balsámico, higos, aceitunas
ALIMENTOS ESTIMULANTES: té matcha, cacao
ALIMENTOS CALMANTES: manzanilla, hierbaluisa

Esta receta le parecerá todo un capricho y la excusa perfecta para tomar chocolate a primera hora de la mañana, pero lo cierto es que es el mejor momento del día para ingerir este alimento, o más bien su esencia, el cacao puro. La cafeína del cacao proporciona un aumento de energía natural, y al tomarla tan temprano, no afecta al sueño. Cargará las pilas para la jornada. De modo que disfrute tranquilamente de estas gachas: sus ganas de chocolate quedarán satisfechas sin afectar a su ritmo circadiano.

GACHAS DE AVELLANAS Y CACAO
con mantequilla de almendra (v)

2 RACIONES

GACHAS

110 g de copos de avena
una pizca de sal marina
1 cucharada de cacao puro
 en polvo
1 cucharada de extracto de
 vainilla
440 ml de leche de avena u otra
 a su gusto, y un poco más por
 si hace falta
2 cucharadas de jarabe de arce
 o sirope de dátiles (opcional)

PARA SERVIR

mantequilla de almendra
avellanas tostadas y troceadas
virutas de cacao (opcional)

Combine todos los ingredientes para las gachas en un cazo pequeño. Póngalo a fuego medio-bajo y remueva. Poco a poco lleve las gachas a un hervor suave removiendo de vez en cuando. Cuando la avena esté tierna, retire el cazo del fuego y añada más leche si lo desea.

Reparta las gachas en dos boles y sírvalas con una cucharada de mantequilla de almendra o avellanas tostadas troceadas. Finalmente decore con virutas de cacao, si le apetece un poco más de cafeína.

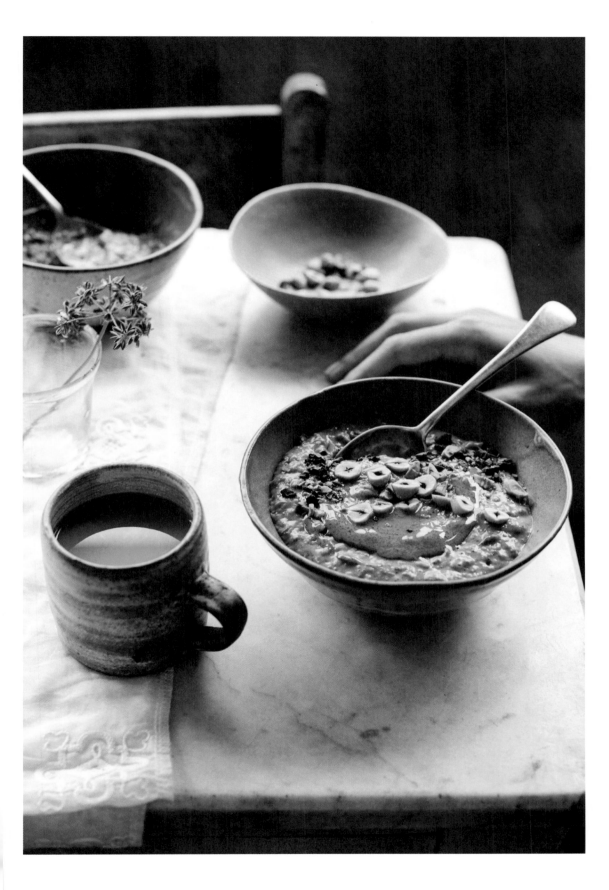

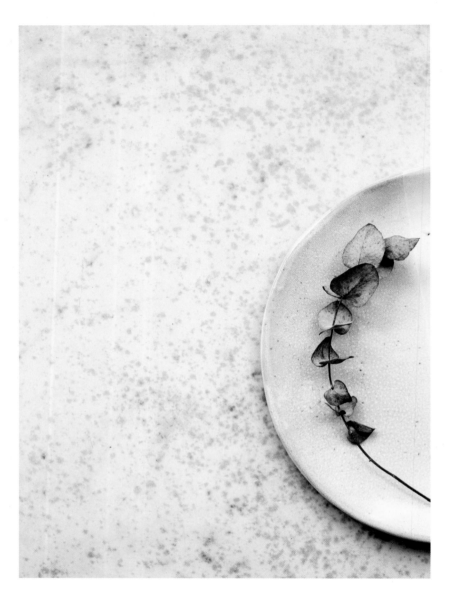

PARA EQUILIBRAR EL CHACRA DEL TERCER OJO, PUEDE RESULTAR ÚTIL LLEVAR UN DIARIO DE SUEÑOS CON EL FIN DE CONECTAR CON EL INCONSCIENTE. OBSERVAR LAS ESTRELLAS TAMBIÉN ES UNA BONITA MANERA DE ABRIR EL OJO DEL TERCER CHACRA, YA QUE CONTEMPLAR EL UNIVERSO NOS ABRE LA MENTE A LA GRANDIOSIDAD DE TODO LO QUE NOS RODEA.

Las virutas de cacao son ricas en un compuesto alcaloide llamado teobromina. Un estimulante del sistema nervioso parecido a la cafeína por sus efectos fisiológicos, que dilatan los vasos sanguíneos, creando así un efecto excitante para la mente al igual que hace la cafeína. Este efecto suele agradecerse por la mañana, cuando necesitamos fuego en nuestros centros de energía. Por eso esta receta de granola es ideal para mantenernos a tono: el sabor amargo del cacao se equilibra con el dulzor del coco, y las nueces ayudan a componer una sinfonía amarga, dulce y feliz al mismo tiempo.

Disfrútela con un cremoso kéfir o la leche vegetal que más le guste. A mí me encanta con leche de anacardos.

GRANOLA ENERGIZANTE DE CACAO (v)

8 RACIONES

150 g de copos de avena
50 g de coco rallado
75 g de nueces troceadas
25 g de virutas de cacao
1 cucharadita de canela molida
2 cucharaditas de extracto
   de vainilla
5 cucharadas de jarabe de arce
40 g de aceite de coco

Precaliente el horno a 180 °C/Gas 4. Forre 3 bandejas de horno con papel vegetal.

Combine todos los ingredientes secos en un cuenco grande.

Ponga el extracto de vainilla, el jarabe de arce y el aceite de coco en un cazo y caliéntelo a fuego lento hasta que el aceite se funda y la mezcla quede diluida. (Al incorporar los ingredientes secos, se distribuirá mejor la mezcla.) Retire del fuego y vierta el líquido sobre los ingredientes secos. Remueva bien.

Pase la granola a las bandejas preparadas y extiéndala uniformemente formando una capa de 2 cm. Hornee la granola 35 minutos o hasta que adquiera un tono dorado oscuro.

Sáquela del horno y deje que se enfríe en las bandejas. La granola debe quedar seca y nada pegajosa. Si sigue pegajosa, déjela 10 minutos más en el horno a la misma temperatura, pero vigile que no se queme. Para que conserve las irregularidades, el truco consiste en no tocar ni mover la granola en ningún momento de la cocción, ni mientras se enfría.

Una vez fría, rompa la granola con los dedos para comerla. Se conserva en un recipiente hermético.

Yo no soy de beber café. Mi bebida favorita es una buena taza de chai, o té aromatizado, y mi pasión por esta combinación de especias es tal, que siempre estoy inventando nuevas composiciones. Me encanta introducirla en el desayuno o en otras comidas.

Estas gachas reconfortan por dentro como una manta suave y cálida. Te cuidan y te miman cuando fuera está oscuro y el tiempo es gélido.

GACHAS ESPECIADAS CON CHAI (v)

2 RACIONES

100 g de copos de avena
una pizca de sal marina
½ cucharadita de canela molida
¼ cucharadita de nuez moscada
    molida
una pizca de cardamomo molido
¼ cucharadita de jengibre molido
440 ml de leche de avena u otra
    a su gusto
2 cucharadas de jarabe de arce
    puro
2 cucharadas de mantequilla
    de almendra
1 cucharadita de extracto
    de vainilla puro
yogur griego natural entero
    (vegano, si lo prefiere),
    para servir
granola energizante (véase
    la p. 143), para servir

Ponga las gachas, la sal y las especias en un cazo pequeño, remueva y añada la leche y el jarabe de arce. A fuego medio, deje que rompa a hervir suavemente y cueza 3-4 minutos, removiendo de vez en cuando.

Cuando las gachas estén tiernas y cocidas, retire el cazo del fuego e incorpore la mantequilla de almendra y el extracto de vainilla. Mézclelo bien y reparta las gachas en dos boles.

Para servir, vierta por encima una cucharada de yogur y un poco de granola.

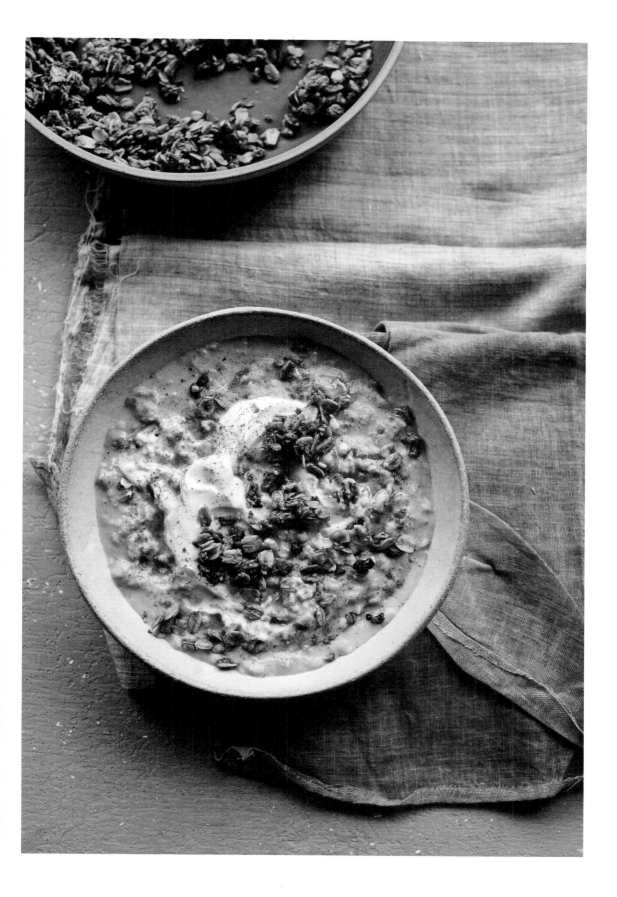

El freekeh partido se cosecha cuando el grano aún está verde, antes de que se forme la capa exterior que contiene el gluten, así que es una forma de comer trigo sin gluten.

En esta ensalada he combinado el freekeh partido con arroz de brócoli, junto con hierbas tradicionales de tabulé, para crear una base más interesante.

Como el chacra del tercer ojo está conectado con el rendimiento del cerebro, le presento varias opciones de aliño con aceites ricos en omegas, como el de semilla de lino, el de cáñamo o el de aguacate, además del aceite de oliva. Si quiere que predomine el omega 3, opte por el aceite de lino; para equilibrar los omega 3, 6 y 9, el de cáñamo; y para una dosis de omega 9, el de aguacate.

TABULÉ DE FREEKEH CON PISTACHOS
con moras y migas de halloumi a la plancha

2 RACIONES

TABULÉ DE FREEKEH CON PISTACHOS

80 g de freekeh partido
½ brócoli en ramilletes
2 cucharadas de vinagre de sidra de manzana
1 cucharadita de miel
2 cucharadas de aceite de oliva virgen extra
30 g de pistachos crudos troceados
3 ramitas de menta, hojas separadas y picadas
6 ramitas de perejil, hojas separadas y picadas
80 g de guisantes mollares, partidos por la mitad y escaldados
200 g de queso halloumi
sal marina y pimienta negra molida gruesa

PARA SERVIR

100 g de moras frescas, la mitad partidas en dos
aceite de lino, cáñamo, aguacate u oliva para decorar (opcional)

Ponga el freekeh a fuego fuerte en un cazo mediano con 250 ml de agua. Lleve a ebullición, tape y baje el fuego. Deje cocer a fuego lento 10 minutos o hasta que quede tierno. Retire del fuego y ponga un trapo de cocina limpio sobre el cazo. Luego, con la tapa intente sellarlo para que no se escape el vapor. Déjelo templar.

Mientras tanto, ponga los ramilletes de brócoli en la batidora y triture hasta obtener granos como de arroz. Páselo a un cuenco grande y reserve.

Vierta el vinagre de sidra, la miel y el aceite de oliva en un cuenco pequeño. Salpimiente al gusto y mezcle vigorosamente.

Añada los pistachos, la menta, el perejil, los guisantes y el aliño a los granos de brócoli. Agregue el freekeh templado y mezcle bien. Pruebe y rectifique de sal.

Ponga una sartén antiadherente a fuego alto. Desmenuce el halloumi y cocínelo hasta que se dore. Tardará unos pocos minutos. Retire de la sartén y reserve.

Para montar el plato, reparta el tabulé de freekeh en dos platos y eche unas moras por encima y las migas de halloumi. Rocíe con el aceite que prefiera, y buen provecho.

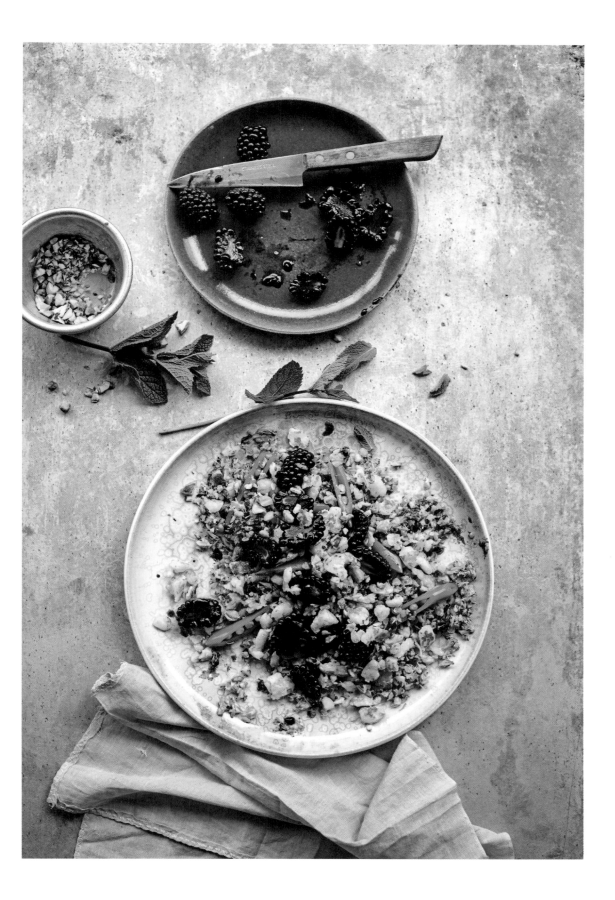

Le sorprenderá hasta qué punto este «queso» de anacardos sabe a cheddar. Aunque pueda resultar un tanto laborioso, yo he disfrutado mucho elaborando este queso de frutos secos y le recomiendo que lo intente.

Funciona muy bien como entrante en una cena con invitados, o para comer cualquier día entre semana. Se adapta a cualquier ocasión, ya sea formal o informal.

QUESO DE ANACARDOS CON SOPA FRÍA DE MORAS (v)

2 RACIONES

QUESO DE ANACARDOS

100 g de anacardos, remojados al menos durante 2 horas, lavados y escurridos
½ cucharadita de probióticos en polvo (sirve el contenido de 2-3 cápsulas de probióticos en polvo)
1 cucharadita de miso blanco
3 cucharadas de copos de levadura nutricional
1 cucharadita de cebollino picado
sal marina y pimienta negra molida gruesa

SOPA FRÍA DE MORAS

450 g de moras frescas o congeladas
½ pepino grande
1 cucharada de hojas de tomillo
2 cucharadas de perejil troceado
2 cucharaditas de vinagre balsámico
2 cucharaditas de jarabe de arce
60 ml de aceite de oliva virgen extra

PARA SERVIR

unas trocitos de galletas dukkah
galletas saladas o pan crujiente

Empiece preparando el queso de anacardos. Ponga en el vaso de la batidora los anacardos, los probióticos, el miso y la levadura, y triture hasta formar una crema suave. Salpimiente.

Coloque 2-3 hojas de papel de cocina en un colador fino y póngalo sobre un cuenco grande. Pase por el colador la mezcla para el queso, envuélvala en un paquete apretado y ciérrelo con una goma elástica. Cubra con papel film transparente y deje reposar en el mismo colador a temperatura ambiente durante 24-48 horas, para que fermente. Tras la fermentación, ponga el queso (aún empaquetado) en el frigorífico durante al menos 2 horas, con el fin de que se endurezca y sea más fácil manipularlo.

Precaliente el horno a la temperatura más baja (50 °C aproximadamente). Añada el cebollino al queso y vierta la pasta en los moldes que haya elegido, previamente colocados sobre una bandeja de horno. Retire los moldes y hornee el queso para que se deshidrate durante 3-6 horas, o hasta que lo note seco al tacto.

Mientras, vaya preparando la sopa de moras. Mezcle las moras con el pepino, el tomillo, la albahaca, el vinagre balsámico y el jarabe de arce, y tritúrelo todo. Reduzca la velocidad e incorpore el aceite de oliva. Salpimiente al gusto. Cuele la sopa para eliminar las semillas de mora y refrigérela durante al menos 1 hora, o mejor más.

Para servir, ponga el queso en el centro de un plato hondo y vierta la sopa alrededor. Decore con un poco de dukkah por encima. Acompáñelo con galletas saladas o pan crujiente.

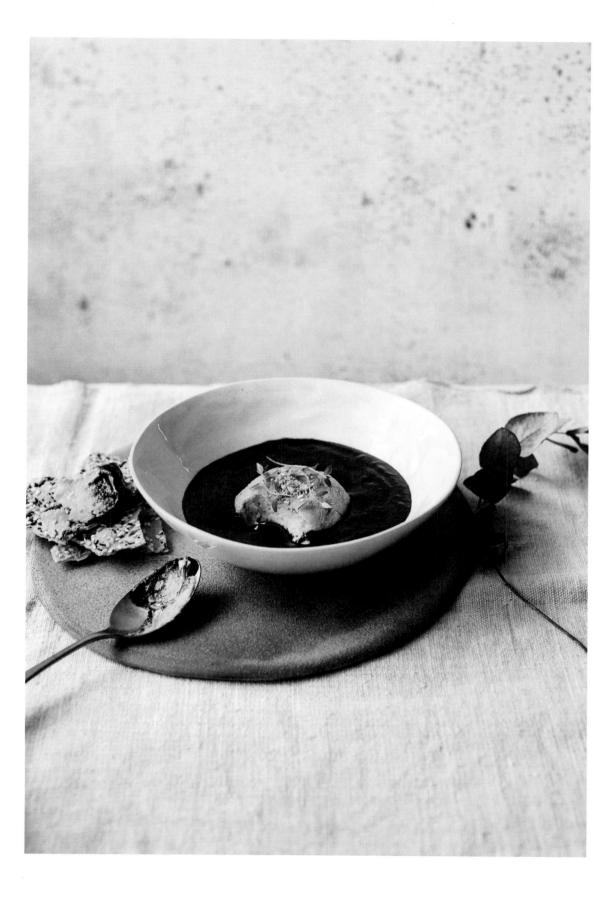

Este plato empezó como una receta de coliflor asada a la cúrcuma hasta que me di cuenta del color tan precioso que quedaba si hervía la coliflor con cúrcuma: es fantástico y sigue sorprendiéndome cada vez que lo preparo.

Solía servir esta ensalada en mi espacio de yoga cafetería en Londres. Entonces le ponía un aliño con base de tahini, pero con los años he ido apreciándolo sin necesidad de condimentarlo. He simplificado los ingredientes para que se note sobre todo el sabor del coco y las pasas junto con la coliflor, los garbanzos y la zanahoria. Pero si le apetece aderezarlo, le recomiendo un sencillo aliño de tahini a la miel.

ENSALADA DE COLIFLOR, ZANAHORIAS Y GARBANZOS

con coco y pasas sultanas (v)

2 RACIONES

½ cucharadita de cúrcuma molida
½ coliflor, los ramilletes cortados en trocitos
2 zanahorias peladas y ralladas
200 g de garbanzos en conserva, lavados y escurridos
20 g de coco rallado
40 g de pasas sultanas
2 cucharadas de hojas de cilantro picado
1 puñado de hojas de rúcula
sal marina y pimienta negra molida gruesa
semillas de sésamo negro, para servir
anacardos tostados, para servir

Lleve a ebullición una olla de agua y añada la cúrcuma y los ramilletes de coliflor. Deje hervir el líquido de nuevo y cocine la coliflor 2-3 minutos. Retire del fuego y cuele inmediatamente. La coliflor habrá adquirido un bonito tono amarillento.

Ponga en un bol las zanahorias, los garbanzos, el coco y las pasas. Agregue la coliflor y mezcle bien. Salpimiente al gusto. Después añada el cilantro y la rúcula, y remueva con cuidado para combinarlo todo.

Sirva la ensalada con unas semillas de sésamo negro y anacardos tostados por encima.

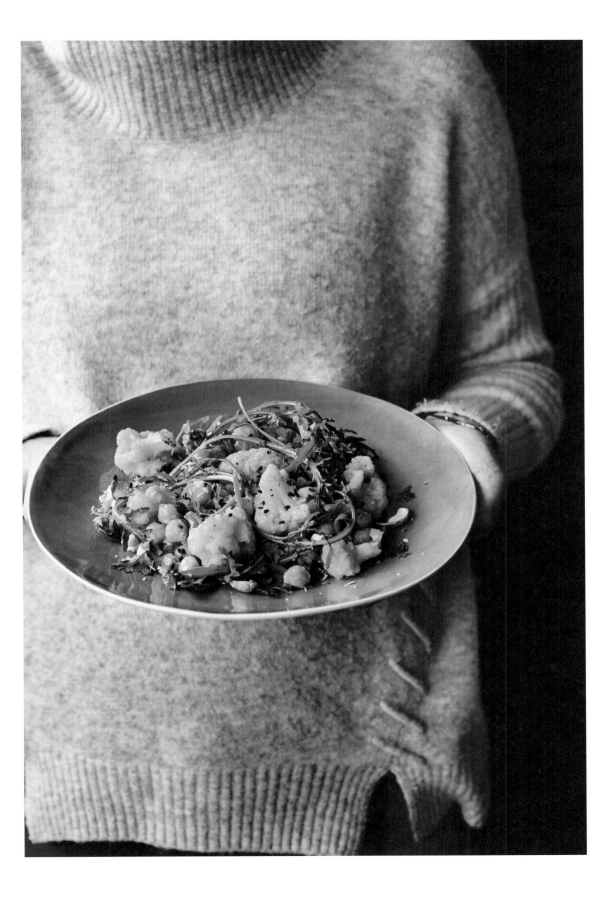

Para mí, las tostadas con requesón siempre han sido un desayuno muy típico. Normalmente las tomo con miel sobre una rodaja gruesa de pan crujiente. Y ahora quería rendirles homenaje, cambiarlas un poco y crear un nuevo tentempié que reuniera de una manera sofisticada estos ingredientes tan sencillos.

Estoy contenta porque creo que con esta receta lo he conseguido. Es un bocado elegante y simple al mismo tiempo, algo a lo que siempre aspiro cuando cocino.

TOSTA CON REQUESÓN, UVAS ASADAS Y TOMILLO

2 RACIONES

250 g de uvas negras
aceite de oliva virgen extra,
    para aliñar y untar
sal marina, para espolvorear
4 ramitas de tomillo
4 rebanadas de pan de masa
    madre
200 g de requesón
2 cucharadas de almendras
    laminadas

Precaliente el horno a 200 °C/Gas 6.

Esparza la uva sobre la bandeja de horno. Rocíelas con aceite de oliva y sálelas. Distribuya las ramitas de tomillo sobre la uva. Con cuidado, mézclelo todo con las manos. Hornéelo 7 minutos, o hasta que la piel de la uva esté a punto de romperse.

Mientras, caliente un gratinador o una plancha a potencia media-alta. Unte el pan con aceite. Gratínelo o tuéstelo hasta que quede doradito.

Monte las tostas de masa madre extendiendo el requesón sobre cada una. Luego eche unas uvas y almendras por encima, y sirva.

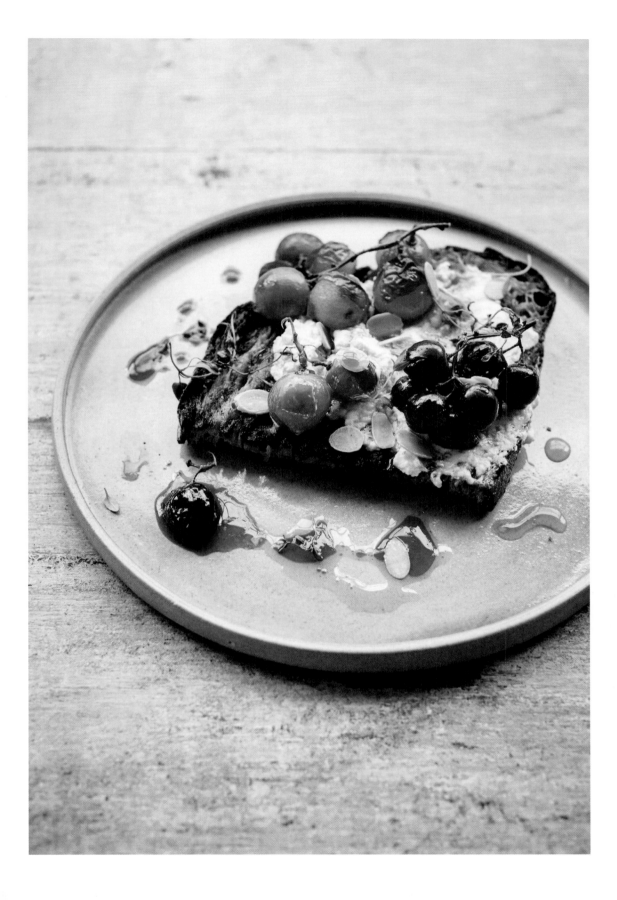

Cuando se ponga a preparar este plato, el aroma de las especias le transportará a las calles de Asia. Si una receta fuera más yóguica que otras, este reconfortante bol de sopa dhal sería una de las ganadoras. Su aspecto y textura son simples, pero es muy sabroso.

Lo ideal es preparar el doble o el triple de cantidad y guardarlo en el congelador. Nunca me canso de esta sopa india, y creo que tiene mucho que ver la combinación de hojas de curri con las semillas de mostaza. Son especias que utilizo muy poco, excepto para este plato. Me encanta repetir esta receta, y espero que a usted le pase lo mismo.

SOPA DHAL DE TOMATES Y ESPINACAS (v)

2 RACIONES

220 g de tomates de pera en rama, limpios y partidos por la mitad
1 cucharada de aceite de oliva virgen extra
1 cucharadita de semillas de comino
1 ½ cucharadita de semillas de mostaza negra
5-6 hojas de curri
2 tallos de apio cortado en dados finos
200 g de lentejas rojas partidas, lavadas y escurridas varias veces
1 cucharadita de cúrcuma molida
½ cucharadita de sal marina
5 cucharadas de leche de coco entera
70 g de espinacas
yogur griego natural entero (vegano, si lo prefiere), para servir
almendra laminada tostada, para servir

Precaliente el horno a 200 °C/Gas 6.

Extienda los tomates en una bandeja de horno formando una capa. Sazónelos con una pizca de sal y áselos 45 minutos, hasta que encojan o ennegrezcan algunas partes.

Caliente el aceite de oliva en un cazo mediano de base gruesa, añada el comino, las semillas de mostaza y las hojas de curri, y sofría a fuego medio-alto. Cuando comiencen a saltar las semillas de mostaza y de comino, un increíble aroma impregnará toda la cocina. Al cabo de 4-5 minutos añada el apio y baje el fuego a medio. Saltee el apio 4-5 minutos, luego añada las lentejas, la cúrcuma y 450 ml de agua. Remueva, tape la cazuela y deje cocer 15-20 minutos o hasta que las lentejas estén hechas. Finalmente agregue ½ cucharadita de sal marina y la leche de coco. Remueva para que se combine todo. Pruebe y rectifique de sal.

Retire el dhal del fuego. Añada las espinacas y los tomates asados, y mézclelo.

Reparta el dhal en dos boles con una cucharada de yogur y las almendras tostadas por encima. Tómelo mientras sigue caliente.

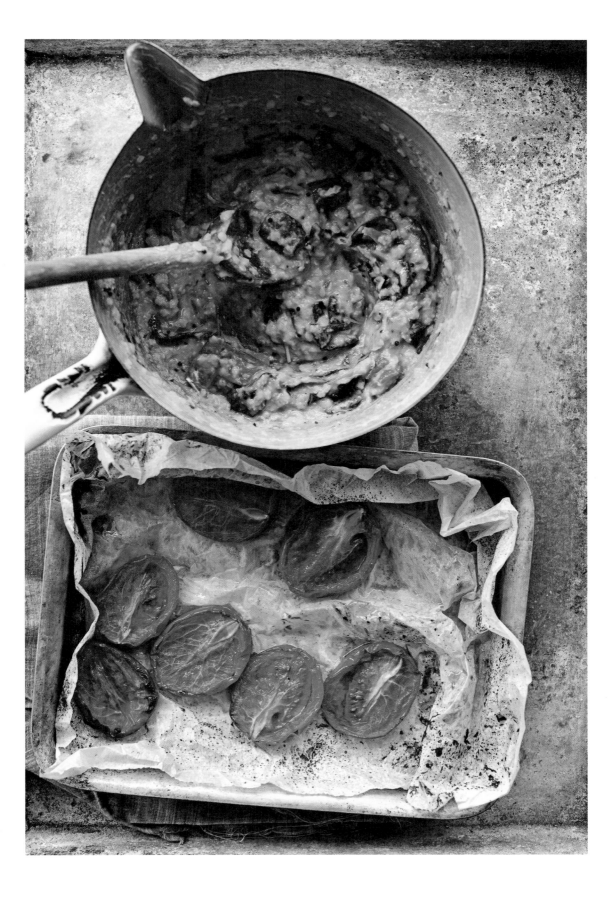

Perfecta para cuando tenga necesidad de pasta, es una ingeniosa manera de aportar verduras a los carbohidratos, y además llena el plato de hortalizas radiantes. Todo el sabor aromático de la típica receta de pasta.

ESPAGUETIS DE CALABACÍN A LA PUTTANESCA (v)

2 RACIONES

300 g de tomates baby de variedad tradicional
1 pimiento picante rojo alargado partido por la mitad
1 limón partido por la mitad
2 cucharadas de aceite de oliva virgen extra
½ cucharadita de copos de sal marina
200 g de alcachofas en lata escurridas
600 g de calabacín, en espiral o en láminas finas a lo largo, cortadas con pelador de juliana
130 g de aceitunas variadas sin hueso
1 cucharada de copos de levadura nutricional
6 ramitas de perejil troceado, solo las hojas
pimienta negra molida gruesa

Precaliente el horno a 180 °C/Gas 4.

Ponga los tomates, el pimiento picante y el limón en una bandeja de horno grande y rocíelo todo con aceite de oliva. Salpimiente y áselo 15-20 minutos o hasta que los tomates se ablanden y se rompan un poco.

Añada al asado las alcachofas, el calabacín y las aceitunas, mezcle y vuelva a meterlo en el horno 3 minutos.

Espolvoree con la levadura nutricional y el perejil, y remueva. Luego sírvalo.

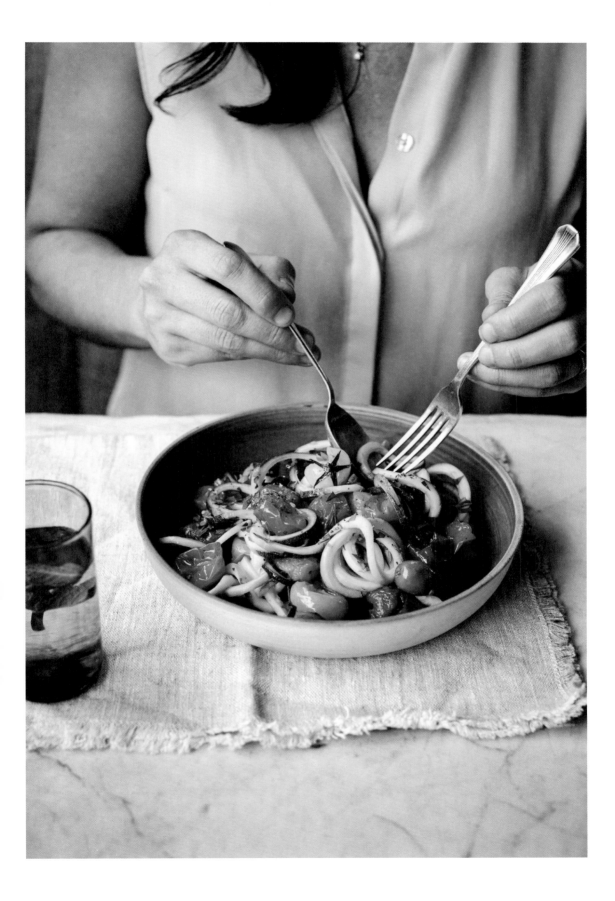

Es asombroso lo que se puede hacer con un par de latas de legumbres. Esto me lo enseñó una amiga cuando me contó lo que había cenado en una sencilla taberna de playa una noche de verano. Acababa de regresar de Cerdeña y quiso recrear conmigo aquel plato. De modo que eso hicimos en su cocina de Londres, y le agradezco mucho esta receta tan mágica.

Las alubias verdinas pertenecen a la familia de las judías. Al recogerlas antes de que maduren, conservan el color verde y un sabor incluso más intenso que el de las alubias blancas. Puede comprarlas precocinadas en conserva en casi todos los supermercados, pero si no las encuentra, reemplácelas por otro tipo de alubia blanca.

ACHICORIA Y UVAS ASADAS CON BALSÁMICO
con puré de alubias al romero (v)

2 RACIONES

1 achicoria
1 bulbo de hinojo en láminas finas
2 racimos de uvas negras
   (unos 200 g en total)
2 ½ cucharadas de aceite de
   oliva virgen extra
2 ½ cucharadas de vinagre
   balsámico
1 cucharadita de tomillo seco
   (o 3 ramitas de tomillo)
sal marina y pimienta negra
   molida gruesa

PURÉ DE ALUBIAS

1 ramita de romero
2 latas de 400 g de alubias
   verdinas, escurridas
   y aclaradas
½ cubito de caldo vegetal
1 cucharada de aceite de oliva
   virgen extra

Precaliente el horno a 180 °C/Gas 4.

Parta por la mitad la achicoria y corte cada trozo en cuatro. Recorte la base y retire un poco de la parte blanca, sin dejar que se rompa. Ponga los trozos en una bandeja de horno. Coloque las láminas de hinojo sobre la achicoria y añada los racimos de uvas. Aliñe con aceite de oliva y vinagre balsámico, luego espolvoree con las hojas de tomillo. Salpimiente. Hornéelo 30 minutos hasta que la piel de las uvas se abra y la achicoria y el hinojo estén tiernos.

Mientras tanto, prepare el puré de alubias poniendo todos los ingredientes en el vaso de la batidora con 150 ml de agua hirviendo. Triture a velocidad máxima y pruebe de sal.

Para servir, ponga una cucharada del puré en el centro del plato y disponga por encima las verduras asadas. Aliñe con el jugo balsámico que queda en la bandeja y disfrute.

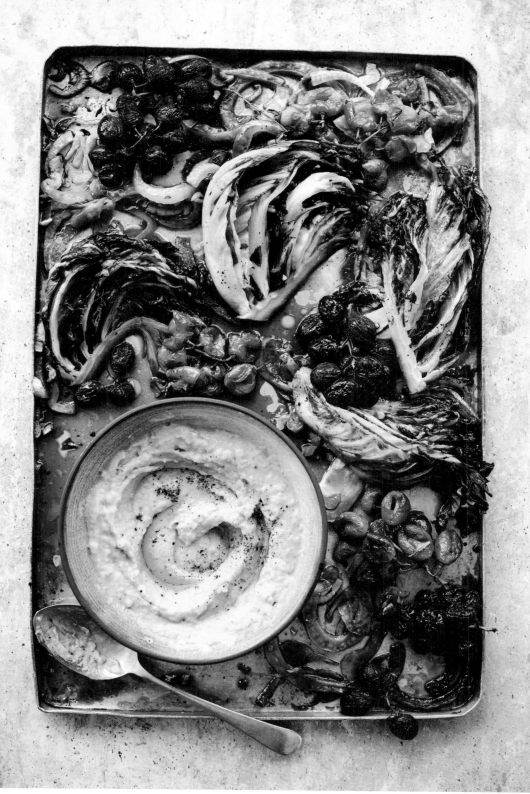

Su esencia espiritual está a salvo con este chacra. Le conecta con la capacidad para fiarse de su intuición, y vela por mantener la conexión entre su parte mental, emocional, espiritual y física, tanto en su interior como en el mundo exterior.

Tener el chacra del tercer ojo en desequilibrio provoca un estado mental ofuscado, agotado e indeciso. Uno se puede sentir desorientado y desconectado de todo lo que ocurre a su alrededor y notarse «adormecido». Puede mostrar tendencia a demorar las cosas, olvidarlas, experimentar problemas para concentrarse y sentirse temeroso. Por otro lado, si acumula demasiada energía en este chacra, es probable que la mente se encuentre funcionando a toda máquina, constantemente.

BOCADOS DE COLIFLOR CON SALSA TERIYAKI

y arroz integral con piña, en cuencos de col lombarda (v)

2 RACIONES

ARROZ INTEGRAL CON PIÑA
¼ de piña grande limpia y pelada
aceite de oliva
500 g de arroz integral cocido
1 cucharada de aceite de sésamo
    tostado
1 cucharada de mirin
2 cucharadas de salsa tamari
140 g de habas de edamame
    descongeladas
1 lámina de alga nori cortada
    en tiras finas

COLIFLOR
1 coliflor
2 cucharadas de salsa chili dulce
3 cucharadas de salsa teriyaki
1 cucharada de mirin
2 cucharadas de azúcar de coco

PARA SERVIR
4 hojas enteras de col lombarda
    o de lechuga
70 g de jengibre encurtido,
    en láminas

Precaliente una plancha estriada a fuego muy fuerte. Corte la piña en 4 rodajas finas —de unos 5 mm de grosor— y úntelas con un poco de aceite de oliva. Áselas en la plancha 2 minutos por cada lado. Estará a punto cuando quede marcada con las líneas de la plancha. Si no queda así, es que la plancha no está lo suficientemente caliente y deberá subir el fuego. Retire la piña de la plancha y resérvela.

Para preparar la coliflor, ponga un cazo con agua a fuego fuerte y lleve a ebullición. Corte los ramilletes de la coliflor y añádalos al agua cuando hierva. Cuando estén al dente, cuele inmediatamente la coliflor.

Ponga las salsas chili y teriyaki, el mirin y el azúcar de coco en una sartén antiadherente grande a fuego medio. Remueva todo hasta que se disuelva el azúcar. Deje que cueza suavemente 1 minuto y luego añada la coliflor. Impregne la coliflor con la salsa y deje cocer 5 minutos removiendo de vez en cuando para que no se pase de cocción. Retire del fuego y reserve mientras prepara el arroz.

En una fuente mezcle el arroz cocido con los demás ingredientes del arroz con piña.

Para servir, tome una hoja de col como base y coloque encima un trozo de piña cocida. Al un lado añada 3 cucharadas de arroz, y al otro unos ramilletes de coliflor y láminas de jengibre encurtido. Repita la operación para las 3 hojas de col restantes y sirva.

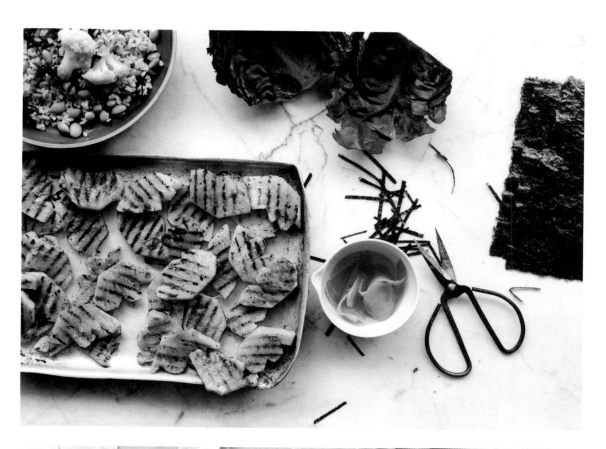

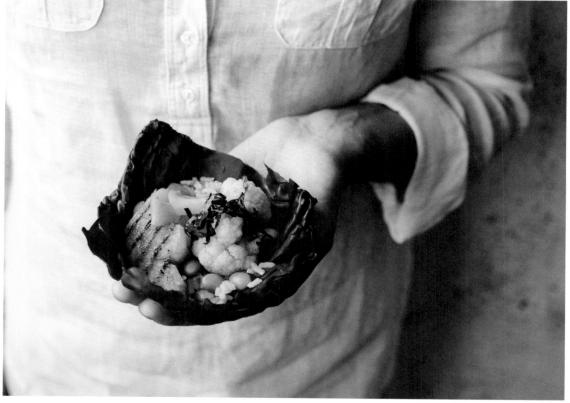

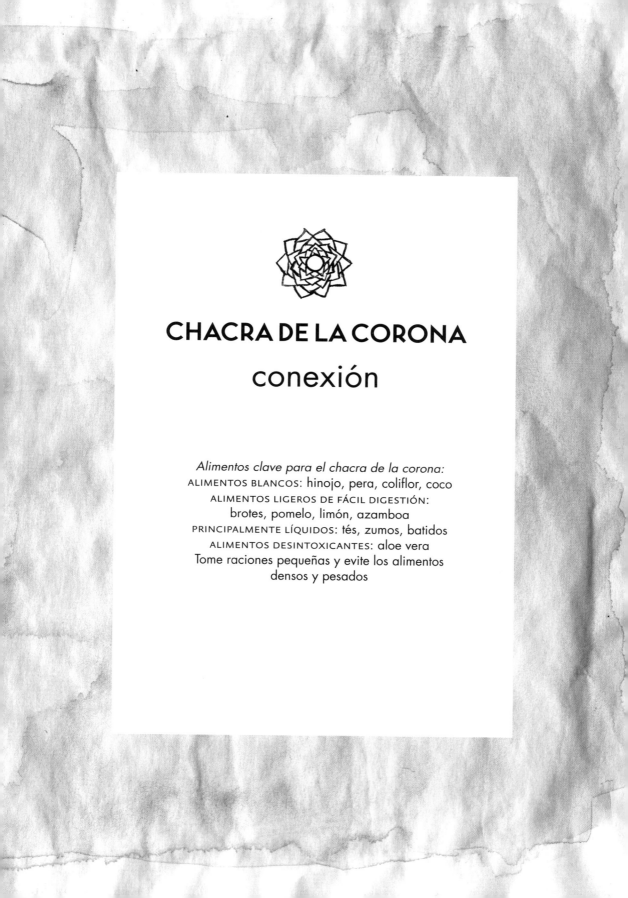

CHACRA DE LA CORONA

conexión

Alimentos clave para el chacra de la corona:
ALIMENTOS BLANCOS: hinojo, pera, coliflor, coco
ALIMENTOS LIGEROS DE FÁCIL DIGESTIÓN:
brotes, pomelo, limón, azamboa
PRINCIPALMENTE LÍQUIDOS: tés, zumos, batidos
ALIMENTOS DESINTOXICANTES: aloe vera
Tome raciones pequeñas y evite los alimentos
densos y pesados

Estos batidos tienen algo que me serena siempre que los preparo, por eso encajan tan bien con el chacra de la corona. Encontrar nuestra paz interior innata suele ser el primer obstáculo que hay que superar cuando buscamos un estado de meditación o queremos conectar con un nivel más elevado de consciencia. Estos batidos le ayudarán a lograrlo con facilidad.

Al preparar el primer batido, si no es temporada de peras, puede usarlas en conserva. Y si lo quiere menos dulce, sustituya el zumo de manzana por agua o pomelo. Yo lo hago a veces, cuando me apetece un sabor más agrio.

BATIDO AVE DEL PARAÍSO DE PERA, JENGIBRE Y LECHE DE COCO (v)

2 RACIONES

2 peras maduras, sin corazón
1 plátano pelado
2 rodajas gruesas de jengibre pelado
4 cucharadas de leche de coco
450 ml de zumo de manzana fresco
zumo de 1 lima recién exprimida

Triture todos los ingredientes con la batidora 2-3 minutos.

Viértalo en 2 vasos y disfrute.

BATIDO AMOR DE VERANO (v)

2 RACIONES

1 aguacate fresco o congelado
4 rodajas de piña fresca, peladas y sin la parte dura
1 lima fresca pelada
8 hojas de menta fresca
6 lichis frescos, pelados y sin semillas
1 cucharada de aceite de linaza
450 ml de agua de coco

Triture todos los ingredientes con la batidora 2-3 minutos.

Viértalo en 2 vasos y disfrute.

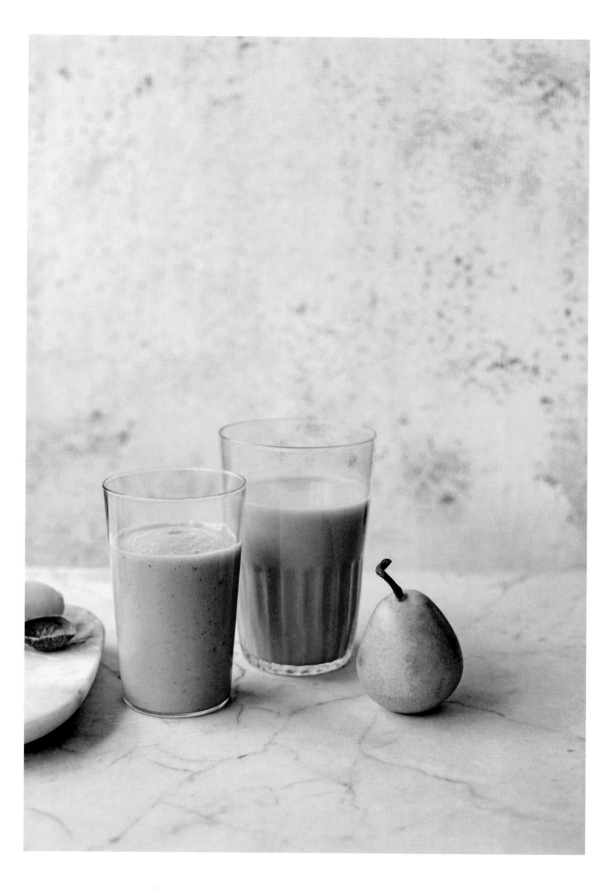

A caballo entre una ensalada Waldorf y una César, he aquí un buen ejemplo de mi estilo de cocina. Soy muy mala a la hora de seguir una receta al pie de la letra, tal vez por esa razón suelo alterarlas y acabo dándoles mi propio toque innovador.

En este caso he elegido dos ingredientes que me encantan de la ensalada Waldorf —manzana y nueces— y los he incorporado a una ensalada César, inventando un aliño cremoso de piñones y garbanzos crujientes en lugar de los tradicionales picatostes.

ENSALADA CÉSAR YOGUI
con aliño de piñones y picatostes de garbanzos crujientes (v)

2 RACIONES

ALIÑO

50 g de piñones, remojados en agua mineral durante 2 horas
2 cucharadas de vinagre de sidra de manzana
2 ½ cucharadas de aceite de oliva virgen extra
½ cucharadita de sal marina
½ cucharadita de zumaque en polvo, y más para decorar
1 cucharada de copos de levadura nutricional
2 cucharadas de agua filtrada

PICATOSTES DE GARBANZO

2 cucharaditas de aceite de oliva virgen extra
1 lata de 400 g de garbanzos, lavados y escurridos
1 cucharadita de pimentón dulce
1 cucharadita de zumaque molido
una pizca de sal marina

ENSALADA

½ lechuga romana o tipo cogollo
¼ pepino en rodajas finas
½ manzana Granny Smith, sin pepitas y en juliana
4 rábanos en rodajas finas
½ aguacate en láminas finas
2 cucharadas de nueces tostadas

Primero elabore el aliño. Para ello escurra los piñones y póngalos en el vaso de la batidora. Añada el vinagre, el aceite de oliva, la sal, el zumaque y los copos de levadura, y mientras tritura, vaya añadiendo agua, chorrito a chorrito, a fin obtener la consistencia deseada. Reserve.

Para los picatostes de garbanzo, caliente el aceite de oliva en una sartén grande a fuego fuerte. Añada los garbanzos, el pimentón, el zumaque y la sal marina, y cocínelos removiendo durante 8 minutos o hasta que queden crujientes. Retire del fuego y reserve.

Para preparar la ensalada, lave 6 hojas de lechuga y séquelas con papel de cocina. Repártalas en dos platos creando una montañita en el centro. Luego esparza el pepino, la manzana, los rábanos y los garbanzos como considere. Riéguelo con unas cucharadas del aliño y finalmente aderece con unas láminas de aguacate por encima. Reparta unas cuantas nueces por el plato y sirva.

El aliño se conserva en el frigorífico 2-3 días o puede congelarlo para la próxima vez que prepare la ensalada.

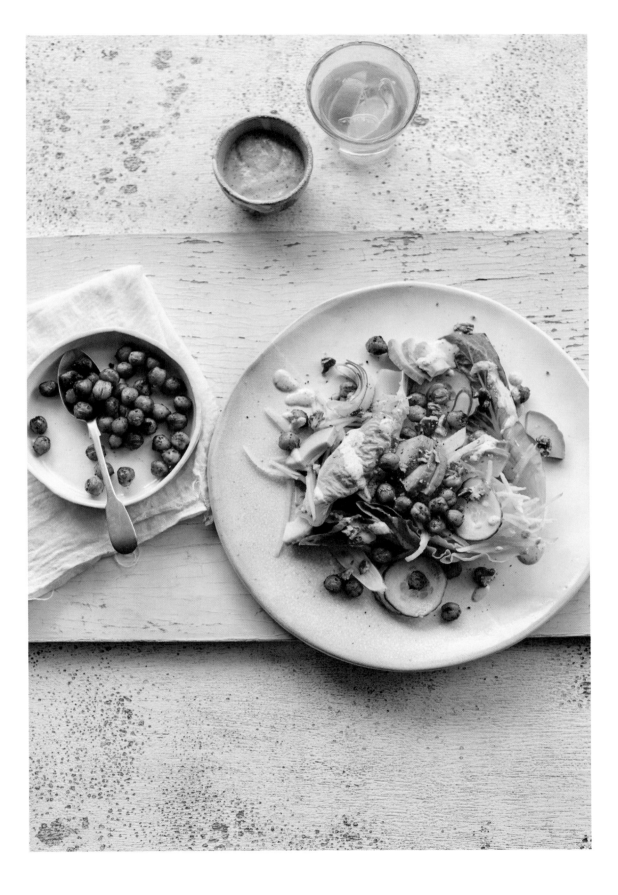

Es increíble y maravilloso cómo las sopas ahuyentan el frío, reconfortan el alma y sacian el apetito, ¿no cree? Y además uno se siente como en casa. ¡Me encantan!

Esta sopa no le sorprenderá con sabores fuertes. Es más bien sutil, y creo que en eso radica su encanto.

SOPA DE BRÓCOLI, CILANTRO Y MISO BLANCO (v)

2 RACIONES

500 g de ramilletes de brócoli congelado o 1 brócoli fresco troceado
250 g de guisantes congelados
500 ml de caldo vegetal
hojas de 5 ramitas de cilantro fresco
200 ml de leche de coco entera
2 cucharadas de mantequilla de coco
2 cucharaditas de miso blanco
semillas de cáñamo peladas, para servir
leche de coco, para decorar

Ponga los ramilletes de brócoli, los guisantes y el caldo vegetal en una olla grande. A fuego fuerte, llévelo a ebullición. Rebaje el fuego y deje hervir suavemente. Tape la olla y cocine la sopa unos 3-5 minutos o hasta que el brócoli quede al dente.

Retire del fuego y deje reposar 5 minutos para que se temple. Añada las hojas de cilantro, la leche de coco, la mantequilla de coco y el miso. Páselo a la batidora y triture hasta obtener una textura suave y homogénea.

Sirva la sopa con unas semillas de cáñamo por encima y un hilillo de leche de coco.

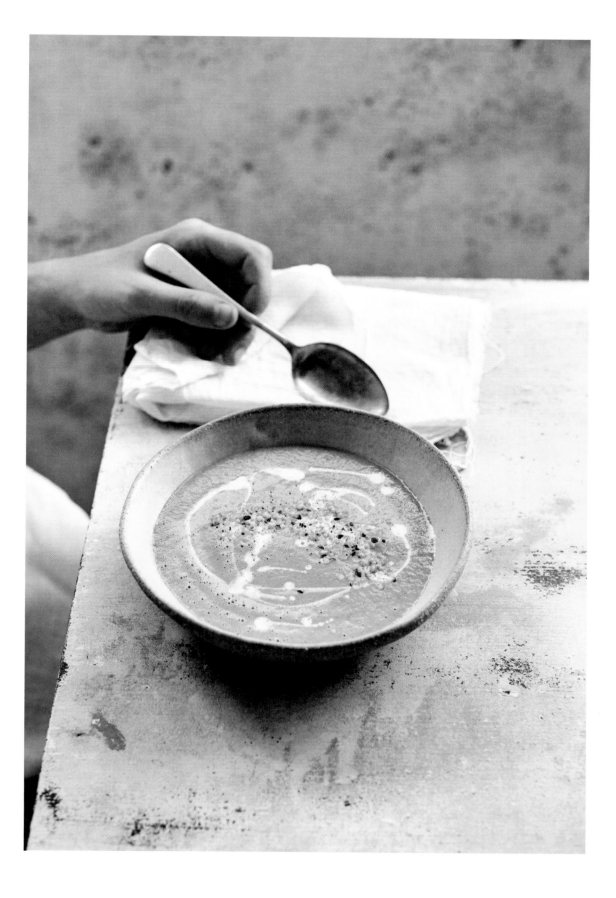

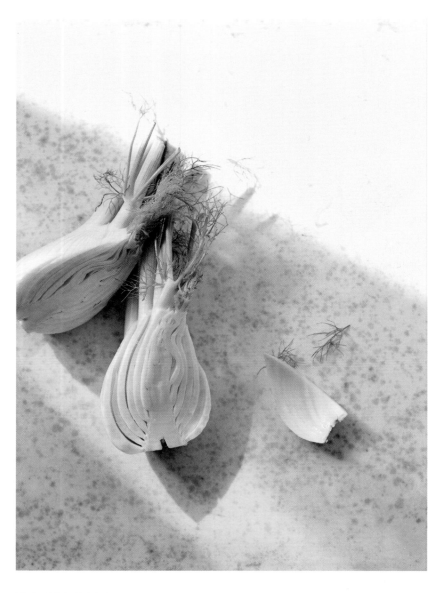

VEO MÁS ALLÁ DE MIS CREENCIAS LIMITANTES Y ACEPTO
COMPLETAMENTE MI EXPERIENCIA HUMANA.
HONRO MI CUERPO COMO EL TEMPLO QUE NUTRE MI ALMA.

El chacra de la corona, altamente espiritual, tiene que ver con la autorrealización y con la conexión con el mundo que nos rodea. Se centra en la búsqueda de sabiduría y comprensión, de modo que al elegir alimentos para este chacra hay que concentrarse más en el ayuno y la desintoxicación que en comidas destinadas a mantener la fuerza y la resistencia del organismo.

Este caldo tiene mucho sabor y me encanta preparar de sobra para congelarlo y sacarlo los días de lluvia, cuando una buena taza de caldo es exactamente lo que necesito. Saludable para el intestino, el jengibre es el héroe sorpresa que hace de esta receta un plato tan saludable y especial. Por otra parte, los demás ingredientes, como el hinojo, las algas y las setas, son suaves aunque enormemente importantes para activar las sinergias de esta combinación.

CALDO VEGETAL RECONFORTANTE (v)

2 RACIONES

1 cucharada de aceite de coco
un trozo de 2,5 cm de jengibre pelado y en rodajas
1 bulbo de hinojo pequeño, con hojas y troceado
1 zanahoria grande troceada
1 rama de apio troceada
½ puerro troceado
150 g de champiñones marrones
50 g de hongos shiitake secos
15 g de alga wakame seca (u otra variedad de alga)
3 granos de pimienta negra
¼ de cucharadita de cúrcuma molida
1 cucharada de salsa tamari
2 ramitas de perejil
2 ramitas de cilantro
1 cucharada de copos de levadura nutricional
750 ml de agua mineral
zumo de ½ lima recién exprimida
sal marina

Ponga todos los ingredientes, excepto el zumo de lima, en un cazo grande de base gruesa. Lleve el contenido a ebullición, a fuego bajo-medio. Cuando hierva suavemente, tápelo y manténgalo a fuego lento 1 hora.

Pasada 1 hora de hervor suave, retire del fuego y pase el caldo por un colador de malla fina. Añada el zumo de lima y salpimiente al gusto.

Sirva en una taza grande y disfrute al instante del cálido aroma.

Cuando el caldo esté completamente frío, puede conservarlo en un recipiente hermético en el frigorífico hasta 5 días o congelarlo para cuando necesite una taza de consomé caliente.

Lo sé, otra receta con espaguetis de calabacín. No quise incluirla en mi primer libro porque no quería ser una de esas chefs de «comida sana». Pero llevo tres años sirviendo este plato en mis retiros de yoga, y la verdad es que siempre le gusta a todo el mundo, así que esta vez definitivamente tenía que ponerla.

La salsa es cremosa, ligera y algo picante, pero puede suprimir el pimiento picante si prefiere un sabor menos fuerte. Sin embargo, merece la pena mantener el jengibre. Es un plato perfecto para recrear su propio momento al estilo *La dama y el vagabundo*.

BOL ZEN DE CALABACÍN CON MANGO Y AGUACATE (v)

2 RACIONES

2 calabacines
rábanos en rodajas finas,
   para servir

SALSA DE MANGO Y AGUACATE

1 mango mediano fresco, 1 taza de trozos de mango congelado o ½ lata de 400 g de mango en su jugo, escurrida
1 aguacate, pelado y deshuesado
hojas de 5 ramitas de menta
½ cucharadita de copos de guindilla
un trozo de 2,5 cm de jengibre pelado
2 cucharadas de salsa tamari
6 cucharadas de leche de coco entera
sal marina y pimienta negra molida gruesa

Lave el calabacín y córtelo con un espiralizador. Reserve.

Ponga todos los ingredientes para la salsa de mango y aguacate en el vaso de la batidora y mézclelos obteniendo una crema. Salpimiente al gusto.

Vierta la salsa sobre del calabacín y remueva bien para que se impregne todo.

A la hora de servir coloque medio calabacín en cada plato y decore con unas rodajas de rábano. Buen provecho.

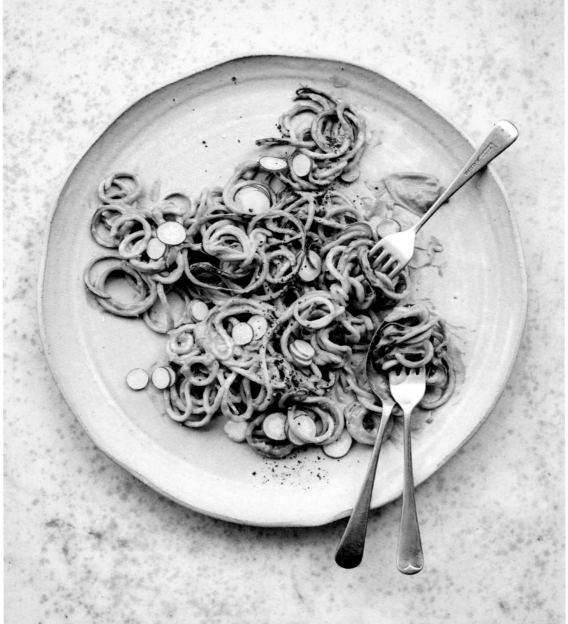

Comer no solo significa saciar el apetito, sino también apreciar con todos los sentidos lo que se nos ofrece y honrar los ingredientes con los que se ha elaborado.

Con esta receta de sushi veneramos el reino vegetal y sustituimos el arroz tradicional por una mezcla de brócoli, aguacate y guisantes, creando una textura cremosa que fusionará el resto de ingredientes.

El sushi no aguanta mucho tiempo y es mejor tomarlo enseguida. De modo que hay que prepararlo justo antes de comer.

BRO-SUSHI (v)

2 RACIONES

3 cucharadas de salsa teriyaki
3 hongos portobello (unos 150 g)
  sin tallos
4 láminas de alga nori
50 g de hojas de espinaca
  lavadas
¼ de calabacín en juliana
½ zanahoria pelada y en juliana
½ cucharadita de semillas
  de sésamo
salsa tamari

ARROZ DE BRÓCOLI

1 brócoli grande con tallo
100 g de guisantes
  descongelados
pulpa de 1 aguacate grande
20 g de hojas de cilantro
  troceadas
2 ramitas de menta, solo las hojas
raspadura y zumo de ½ lima
  recién exprimida

Para el arroz de brócoli, separe los ramilletes del tallo, luego pélelo y trocéelo. Lave el brócoli, échelo al vaso de la batidora y triture hasta obtener una textura parecida a los granos de arroz. Añada los guisantes, el aguacate, las hierbas y el zumo y la raspadura de lima, y triture de nuevo para mezclarlo todo. Vacíe el revuelto del arroz de brócoli en una fuente y reserve.

Ponga una sartén con el fuego a mínimo y añada la salsa teriyaki y los hongos portobello, estos con la parte abierta hacia abajo. Tápelo y deje que las setas se ablanden con la salsa y se cuezan ligeramente al vapor. Retire la sartén del fuego y corte las setas en láminas gruesas.

Para hacer el sushi, ponga una lámina de alga nori en una esterilla de bambú o, si no tiene, en una tabla de cortar flexible. Empezando desde la parte inferior del alga, añada una cuarta parte de la mezcla de brócoli y extiéndala de modo que cubra tres cuartas partes de la lámina, dejando un margen superior. Con cuidado, aplaste la mezcla para distribuirla uniformemente.

Disponga una capa de hojas de espinacas en el cuarto inferior de la lámina y luego añada las setas, el calabacín y la zanahoria en una tira a lo largo del borde inferior del alga nori.

Ahora, con firmeza pero cuidadosamente, empiece a enrollar el sushi desde el margen inferior, sellando margen superior con un poco de agua. Repita la operación 3 veces más, con el resto de ingredientes y más láminas nori.

En un cuenco pequeño mezcle las semillas de sésamo con la salsa tamari.

Para servir, corte los rulos de algas en piezas del tamaño de un bocado o bien por la mitad. Moje el sushi en la salsa tamari y disfrútelo recién hecho.

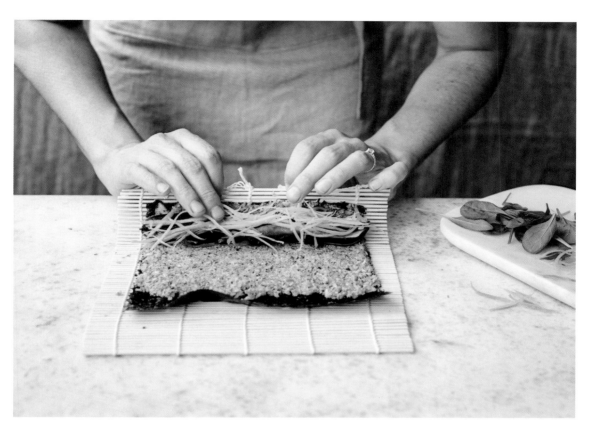

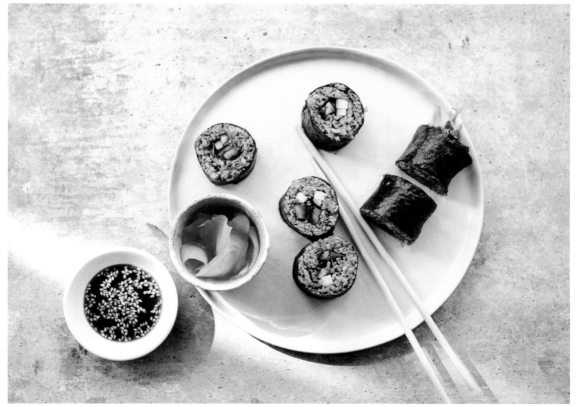

Mi primera experiencia con el shakshuka fue durante un viaje a Israel, donde devoré unas alubias con espinacas en salsa de tomate servidas en una sartén. Mientras mojaba el pan en la salsa, me iba planteando todas las posibles variantes de sabor y combinaciones que permitía este maravilloso plato. Apartándome de la tradicional base de tomate, me atraía la idea de utilizar alubias blancas y combinarlas con una salsa cremosa y hierbas florales como el estragón. Con un toque final de raspadura de limón y nueces crujientes, esta es mi manera convertir una sartén de alubias con verduras en lo último en cocina reconfortante.

Sustituya el aguacate por tofu frito si desea un plato caliente.

SHAKSHUKA DE GUISANTES Y ESPINACAS AL ESTRAGÓN
con salsa gremolata

2 RACIONES

1 cucharada de aceite de oliva virgen extra, y más para el final
1 rama de apio en daditos
1 cucharadita de semillas de hinojo
3 cucharadas de nata para cocinar
1 lata de 400 g de alubias blancas grandes o judías arrocinas, escurridas y aclaradas
100 g de guisantes frescos o descongelados
zumo de 1 limón recién exprimido
100 g de hojas de espinaca baby
1 cucharada de estragón troceado
sal marina y pimienta negra molida gruesa
1 aguacate, para servir

SALSA GREMOLATA

1 cucharada de hojas de perejil picadas
1 cucharada de nueces crudas picadas
raspadura fresca de ½ limón

Caliente el aceite de oliva en una sartén de hierro fundido o de base gruesa a fuego medio. Añada el apio y las semillas de hinojo y deje cocer, removiendo frecuentemente, hasta que el apio se ablande, unos 4-5 minutos.

Añada a la sartén la nata que prefiera, las alubias y los guisantes, tape y lleve a una cocción lenta. Rebaje el fuego y añada el zumo de limón y las espinacas. Tape de nuevo para que las espinacas se ablanden. Retire del fuego e incorpore el estragón. Salpimiente al gusto.

Para preparar la gremolata, ponga el perejil, las nueces y la raspadura de limón en un cuenco pequeño y mézclelo.

Para servir, reparta el shakshuka en dos boles, decore con medio aguacate y finalmente espolvoree con la gremolata. Los aromas inundarán sus sentidos. Rocíe con un poco de aceite de oliva virgen extra y sirva inmediatamente.

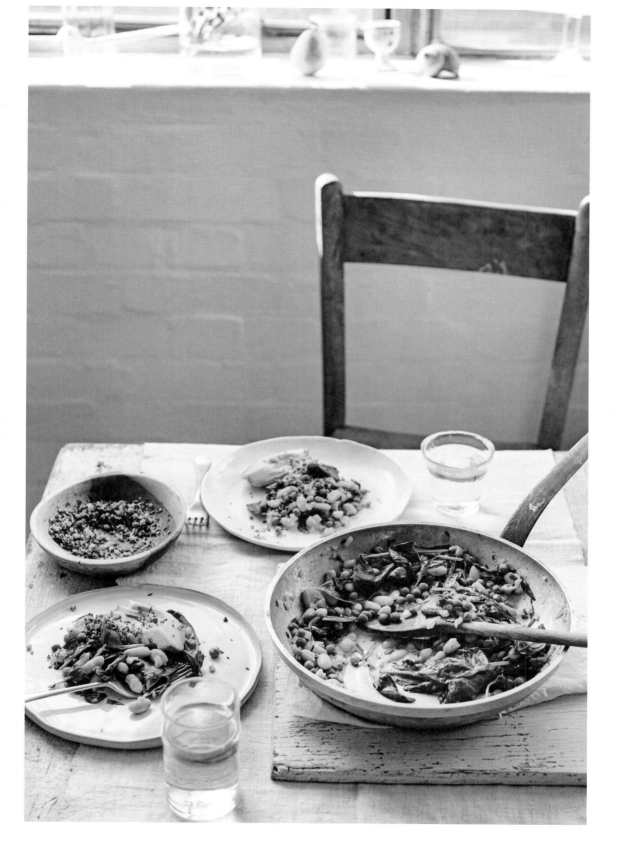

ELIXIRES DIARIOS

REMOLACHA Y JENGIBRE

1 RACIÓN

¼ de remolacha mediana cruda,
  lavada y troceada
un trozo de 1 cm de jengibre,
  pelado
100 ml de zumo de granada,
  arándano rojo o naranja,
  o agua

Meta los ingredientes en una batidora de alta velocidad o Nutribullet y triture durante al menos 1 minuto. Vierta el elixir en una jarra, pasándolo por un colador de malla fina y luego sírvalo en un vaso normal.

POMELO ROSA, LIMÓN Y JENGIBRE

1 RACIÓN

½ limón pelado y sin semillas
un trozo de 1 cm de jengibre,
  pelado
100 ml de zumo de pomelo rosa,
  o ½ pomelo fresco pelado
  y 100 ml de agua

Meta los ingredientes en una batidora de alta velocidad o Nutribullet y triture durante al menos 1 minuto. Vierta el elixir en una jarra, pasándolo por un colador de malla fina y luego sírvalo en un vaso normal.

LIMÓN, PIÑA, CÚRCUMA Y PIMIENTA NEGRA

1 RACIÓN

½ limón, pelado y sin semillas
un trozo de 1 cm de cúrcuma fresca,
  o ½ cucharadita de cúrcuma
  molida
una rodaja de piña de 1 cm, pelada
  y troceada
2 vueltas de molinillo de pimienta
  negra

Meta los ingredientes en una batidora de alta velocidad o Nutribullet con 5 cucharadas de agua y triture durante al menos 1 minuto. Vierta el elixir en una jarra, pasándolo por un colador de malla fina y luego sírvalo en un vaso normal.

MANZANA Y HIERBA DE TRIGO

1 RACIÓN

100 ml de zumo de manzana turbio
½ cucharadita de hierba de trigo
   en polvo

Ponga los ingredientes en una batidora de alta velocidad o
Nutribullet y triture durante al menos 1 minuto. Vierta el elixir
en una jarra, pasándolo por un colador de malla fina y luego
sírvalo en un vaso normal.

ESPIRULINA Y FRESA

1 RACIÓN

5 fresas frescas o congeladas
⅛ de cucharadita de espirulina
   en polvo

Ponga los ingredientes en una batidora de alta velocidad o
Nutribullet con 100 ml de agua y triture durante al menos
1 minuto. Vierta el elixir en una jarra, pasándolo por un colador
de malla fina y luego sírvalo en un vaso normal.

MORAS, JENGIBRE Y ALOE VERA

1 RACIÓN

5 moras frescas o congeladas
un trozo de ½ cm de jengibre
   pelado
2 cucharadas de zumo de aloe vera

Ponga los ingredientes en una batidora de alta velocidad o
Nutribullet con 100 ml de agua y triture durante al menos
1 minuto. Vierta el elixir en una jarra, pasándolo por un colador
de malla fina y luego sírvalo en un vaso normal.

ALOE VERA, LIMA Y COCO

1 RACIÓN

1 cucharada de zumo de aloe vera
½ lima fresca pelada y sin semillas
100 ml de leche de coco o agua
   de coco

Ponga los ingredientes en una batidora de alta velocidad o
Nutribullet y triture durante al menos 1 minuto. Vierta el elixir
en una jarra, pasándolo por un colador de malla fina y luego
sírvalo en un vaso normal.

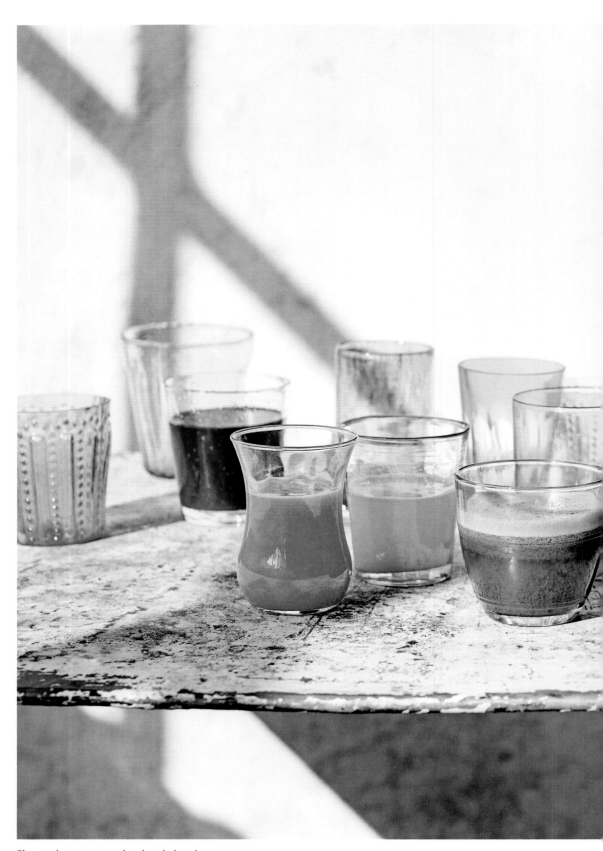

Elixires dispuestos en el orden de los chacras

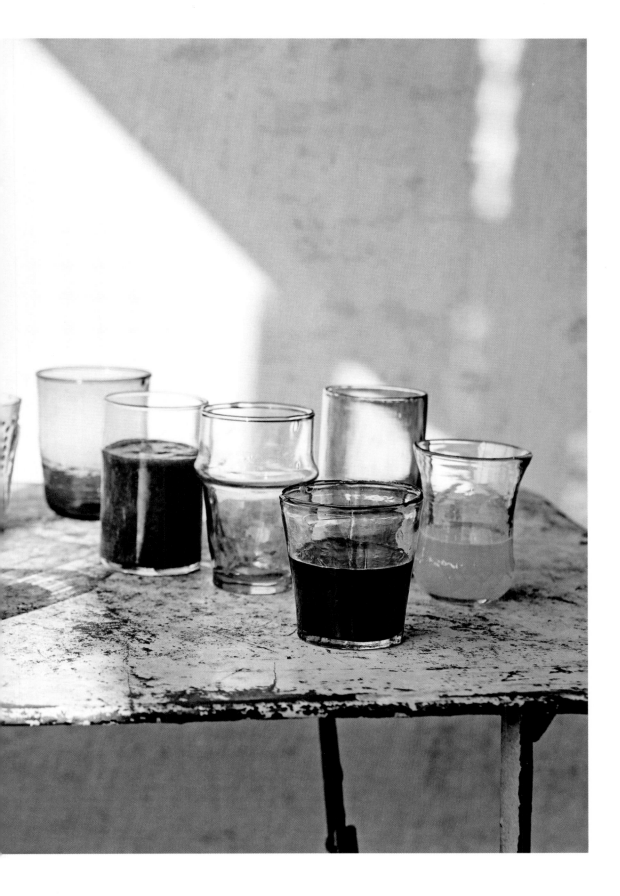

TENTEMPIÉS PRE Y POST YOGA

FRUTOS SECOS CON PIMENTÓN Y SEMILLAS DE CHÍA AL CHILI CON LIMA (v)

SALEN 2 TAZAS

100 g de anacardos crudos
100 g de almendras crudas
    sin pelar
100 g de nueces del Brasil
    partidas por la mitad
20 g de coco en láminas
½ cucharadita de copos
    de guindilla
2 cucharaditas de pimentón
    ahumado
60 ml de zumo de lima recién
    exprimido
1 cucharada de azúcar de coco
1 cucharada de semillas de chía
2 cucharaditas de sal marina
1 cucharadita de raspadura fina
    de lima

Precaliente el horno a 160 °C/Gas 3 y forre una bandeja de horno con papel vegetal.

Ponga los frutos secos y el coco en un cuenco. Añada los copos de guindilla, el pimentón, el zumo de lima, el azúcar de coco, las semillas de chía y sal. Mezcle para que se combine todo.

Extienda los frutos secos condimentados en la bandeja preparada y hornéelos 20 minutos o hasta que se doren. Agregue la raspadura de lima y mezcle bien. Deje que se templen antes de servir.

Estos frutos secos se conservan hasta 1 semana en un recipiente hermético.

GRANOLA CRUJIENTE DE SEMILLAS DE GIRASOL CON TAMARI (v)

6 RACIONES

275 g de semillas de girasol
50 g de semillas de chía
1 cucharada de semillas de lino
    molidas
3 cucharadas de aceite
    de sésamo tostado
3 cucharadas de salsa tamari
zumo de 1 lima recién exprimida

Precaliente el horno a 180 °C/Gas 4 y forre una bandeja de horno con papel vegetal.

Mezcle todos los ingredientes en un cuenco para que las semillas se impregnen bien en el líquido. Seguidamente extienda las semillas sobre la bandeja de horno preparada.

Antes de meterlo en el horno, deje reposar a temperatura ambiente 30 minutos a fin de que las semillas de chía absorban la salsa tamari y el aceite de sésamo.

Hornee durante 20-25 minutos o hasta que las semillas se doren y el líquido desaparezca de la base. Saque la bandeja del horno y deje templar antes de trocear el tentempié con las manos. Puede guardarlo en un tarro de cristal o en un recipiente hermético.

CHIPS DE KALE CRUJIENTE CON SÉSAMO (v)

4 RACIONES

350 g de col kale, sin tallos
y las hojas rasgadas
2 cucharadas de aceite
de sésamo
2 cucharaditas de salsa tamari
2 cucharaditas de semillas
de sésamo

Precaliente el horno a 200 °C/Gas 6.

Ponga el kale, el aceite de sésamo, la salsa tamari y las semillas de sésamo en una fuente grande. Mezcle todo y extiéndalo sobre una bandeja de horno formando una sola capa.

Hornee 6 minutos o hasta que quede crujiente. Saque la bandeja del horno y deje que se enfríe.

GALLETAS DE JENGIBRE (v)

SALEN 6 GALLETAS

200 g de almendras molidas
60 g de azúcar de coco
1 cucharada de jengibre molido
½ cucharadita de pimienta
de Jamaica molida
una pizca de sal marina
120 ml del líquido de conserva
de los garbanzos
¼ de cucharadita de cremor tártaro
2 cucharadas de jarabe de arce

Precaliente el horno a 160 °C/Gas 2-3. Forre una bandeja de horno con papel vegetal y reserve.

En una fuente grande eche las almendras molidas, el azúcar de coco, el jengibre, pimienta y sal, y mézclelo. Reserve mientras se concentra en el aquafaba, que es el líquido de cocción de los garbanzos.

Vierta el aquafaba y el cremor tártaro en una fuente grande, y con una batidora eléctrica consiga una mezcla ligera y espumosa. Tardará unos 3-5 minutos. Seguidamente añada el jarabe de arce y siga batiendo hasta que se formen picos firmes en la crema.

Incorpore a los ingredientes secos la mitad de la mezcla de aquafaba con suaves movimientos en forma de ocho con una espátula o cuchara de madera. Integre todos los ingredientes y remueva de nuevo, con cuidado de no alterar demasiado la mezcla. El resultado debe quedar esponjoso al tacto. Si se pasa de remover, las galletas quedarán densas y demasiado chiclosas.

Con un racionador de helado o una pala, pase la mezcla a la bandeja de horno formando 6 montones, con un espacio de 3 cm entre ellos.

Hornee 45 minutos o hasta que las galletas queden crujientes y doradas. Saque la bandeja del horno y deje que se enfríen del todo. Conserve las galletas en un recipiente hermético para mantenerlas crujientes.

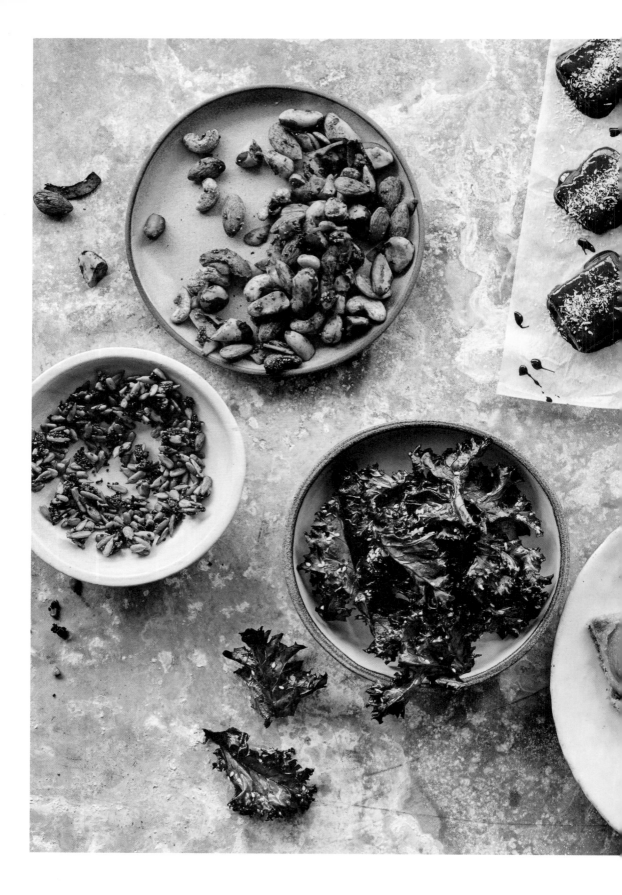

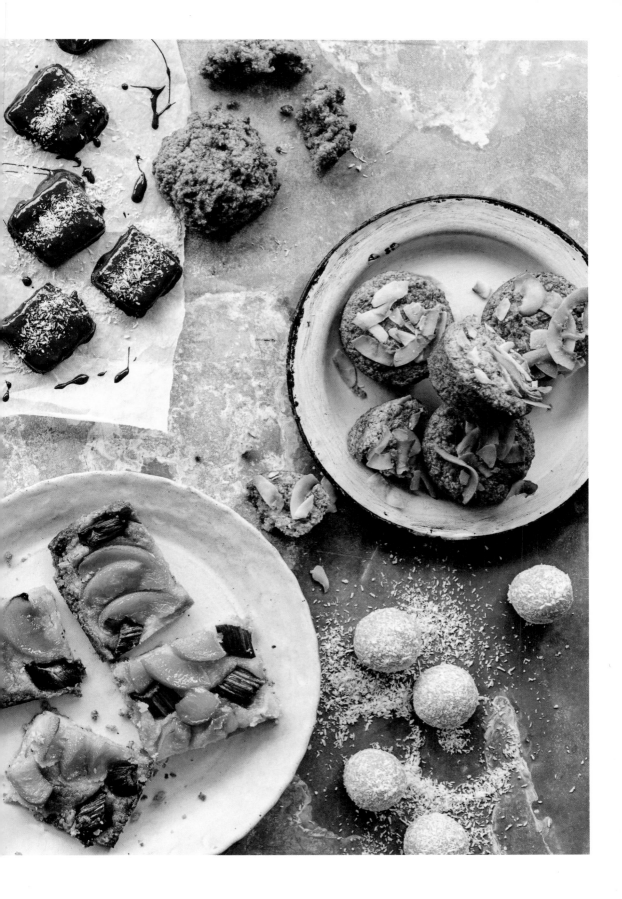

CUADRADOS DE ALMENDRA, MELOCOTÓN Y RUIBARBO

2-4 RACIONES

BASE

100 g de almendras molidas
3 cucharadas de harina de arroz
2 cucharadas de azúcar extrafino
  rubio o azúcar de coco
2 cucharadas de semillas de lino
  molidas
⅛ cucharadita de sal marina
50 g de mantequilla fundida

RELLENO

110 g de almendras molidas
1 ¾ cucharada de harina
  de arroz
¼ de cucharadita de sal
65 g de azúcar blanco extrafino
  o azúcar de coco
80 g de mantequilla fundida
1 cucharadita de extracto
  de vainilla
250 g de melocotones en almíbar
  en rodajas y escurridos
100 g de ruibarbo cortado
  en trozos de 2 cm

Precaliente el horno a 180 °C/Gas 4 y forre una bandeja de horno de 20 × 20 cm con papel vegetal.

En una fuente mezcle la harina de almendra, la harina de arroz, el azúcar, las semillas de lino, la sal y la mantequilla fundida hasta que todo esté bien integrado y no queden ingredientes secos. Presione la mezcla en la base de la bandeja preparada. Meta la bandeja en el frigorífico mientras prepara el relleno.

Mezcle en un cuenco grande las almendras molidas, la harina de arroz, la sal, el azúcar, la mantequilla fundida y la vainilla hasta que quede todo homogéneo. Extienda la mezcla sobre la base y agregue por encima los trozos de melocotón y ruibarbo, presionando la superficie.

Hornee 50 minutos o hasta que quede dorado. Deje enfriar del todo antes de cortar la masa en 9 cuadrados.

BOCADOS DE CHOCOLATE Y COCO

SALEN 12 BOCADOS

180 g de coco rallado
60 g de aceite de coco
2 ½ cucharadas de jarabe de arce
¼ cucharadita de extracto
  de vainilla
una pizca de sal marina
100 g de chocolate negro troceado

Forre una bandeja de horno o molde pequeño con papel vegetal.

En una fuente añada el coco, el aceite de coco, el jarabe de arce, el extracto de vainilla y la sal marina. Remueva para que se impregnen bien todos los ingredientes. Presione la mezcla en la bandeja o molde, de modo que quede lo más sólida posible. Déjelo en el congelador 10 minutos mientras funde el chocolate.

Vierta el chocolate en un bol de cristal resistente al calor y póngalo al baño María, removiendo hasta que se derrita el chocolate. Retire el cazo del fuego.

Saque el coco del congelador y córtelo en cuadrados de 2 × 2 cm. Forre una bandeja de horno con papel vegetal. Moje los cuadrados en el chocolate fundido y déjelos sobre el papel. Cuando haya recubierto todos de chocolate, refrigérelos para que endurezcan. Consérvelos en el frigorífico o en un lugar fresco.

MAGDALENAS TROPICANA DE MARACUYÁ Y COCO (v)

SALEN 8 MAGDALENAS

70 g de aceite de coco fundido,
  y más para engrasar
2 cucharadas de semillas de lino
  molidas
120 ml de jarabe de arce
230 g de plátano pelado
  y chafado (2 plátanos
  aproximadamente)
pulpa de 2 maracuyás
1 cucharadita de zumo de limón
  recién exprimido
2 cucharaditas de levadura
  en polvo
1 cucharadita de bicarbonato
1 cucharadita de extracto
  de vainilla
½ cucharadita de sal marina
90 g de harina de espelta
80 g de almendras molidas
70 g de coco rallado
coco en láminas, para decorar

Precaliente el horno a 160 °C/Gas 3 y engrase 8 huecos de un molde para magdalenas con una fina capa de aceite de coco.

En un cuenco pequeño mezcle la harina de semillas de lino con 60 ml de agua. Remueva y reserve.

En una fuente grande bata el aceite de coco fundido con el jarabe de arce. Después añada la mezcla de harina de lino, plátano, maracuyá y zumo de limón. Remueva con una cuchara de madera y deje algunos tropezones de plátano.

Mezcle la levadura, el bicarbonato, la vainilla y la sal, e incorpore la harina, las almendras molidas y el coco. Remueva.

Reparta la masa en los moldes, espolvoree con unas láminas de coco y hornee 30 minutos, o hasta que, al pinchar con un palillo, este salga limpio. Una vez cocidas, saque las magdalenas del horno y déjelas templar.

Puede conservarlas en el frigorífico 1 semana, o congelarlas y descongelarlas cuando le apetezca tomar algo dulce después de una sesión de yoga.

BOLITAS DE OREJONES, LIMÓN Y CARDAMOMO (v)

SALEN UNAS 30 BOLITAS

350 g de orejones
150 g de coco rallado,
  y más para rebozar
120 g de puré de mango
½ cucharadita de sal marina
100 g de anacardos crudos
¼ cucharadita de cardamomo
  molido
raspadura fresca de 1 limón
3 cucharadas de aceite de coco

Ponga todos los ingredientes en el vaso de la batidora y triture hasta lograr una consistencia como de masa pastelera. Los orejones deben quedar completamente despedazados y los ingredientes tienen que formar una masa compacta. Esto puede requerir 5 minutos o más.

Con las manos, forme bolitas de masa y rebócelas, una a una, con el coco rallado. Luego refrigérelas 2 horas para que se hagan consistentes. Se conservan en un recipiente hermético hasta 2 meses.

ÍNDICE

La edición original de esta obra ha sido publicada en Gran Bretaña en 2019 por Quadrille, sello editorial de Hardie Grant Publishing, con el título

The Yoga Kitchen Plan

Traducción del inglés: *Gemma Fors*
Revisión de textos: *Payo Pascual*
Edición de textos: *José Aranda*

Copyright © de la edición original, Quadrille Publishing Ltd, 2019
Copyright © del texto, Kimberly Parsons, 2019
Copyright © de las fotografías, Laura Edwards, 2019
Copyright © de la edición española, Cinco Tintas, S.L., 2020
Diagonal, 402 – 08037 Barcelona
www.cincotintas.com

Primera edición: *marzo de 2020*

Impreso en China
Depósito legal: B 24047-2019
Códigos Thema: WBJ | VXA

ISBN 978-84-16407-83-5

AGRADECIMIENTOS

Gracias a Lizaan Joubert: eres el mejor ejemplo de ser humano que he tenido el placer de conocer en mi vida, y sin duda te dedico a ti este libro. No solo eres valiente más allá de cualquier límite, sino que además eres la mujer con más corazón, sincera, auténtica y genuina que conozco. Me has enseñado más sobre mí misma que los 34 cumpleaños que llevo celebrados. Gracias por permitirme ser tu alumna en la vida y por compartir tu sabiduría conmigo. Nuestros almuerzos con Prosecco se cuentan entre mis más preciados recuerdos y espero que haya muchos más.

A Heather Holden-Brown, mi agente, y a la extraordinaria ayudante Cara Armstrong: gracias por todo lo que hacéis por mí. Vuestra fe y confianza en mis ideas son, para mí, fuente constante de gratitud. Sin vosotras no habría podido hacer lo que me gusta.

A Céline, mi editora: gracias por ver lo que yo veía en este libro y permitirme convertirlo en algo de lo que me siento orgullosa. Tus enormes habilidades y gentileza como editora me han dado el empuje para seguir creando, sabiendo que tu refinado conocimiento me guiaba sobre cómo debía llegar al público con este libro.

A Gemma: gracias por tu capacidad para escuchar y ver mi visión de este libro. Tu belleza como persona, por dentro y por fuera, es sin duda la razón por la que haces unos libros tan bonitos. Te agradezco todos los encantadores momentos que compartimos durante la sesión de fotos.

A Margaux Durigon, Rebecca Smedley y todo el personal que formó parte de la creación de este libro: os doy las gracias y deseo reiterar lo mucho que valoro formar parte de vuestra familia y ser una de las afortunadas autoras que ha trabajado con vosotros.

A Laura Edwards: no me cabe duda de que llegaste a este mundo para hacerte con una cámara y capturar la esencia de los alimentos. Ha sido un privilegio trabajar contigo y observar tu maestría en directo. Gracias por conseguir que el trabajo parezca tan fácil y sencillo, y por tu alegría.

Gracias también a Sam Harris, asistente de fotografía de Laura, y a Polly Webb-Wilson, atrecista, por esos magníficos cristales y flores silvestres y, ante todo, por su comprensión y entusiasmo hacia este libro.

A Frankie Unsworth, estilista culinaria y superheroína de la comida: me fascina tu experiencia y habilidad con los alimentos. Gracias por lidiar con una autora que se sentía muy incómoda fuera de la cocina en la sesión de fotos. Has hecho que cada plato luzca más delicioso de lo que habría imaginado jamás. Me siento verdaderamente afortunada de haber contado contigo en mi equipo. Gracias también a Sian Williams e Izy Hossack, por toda su ayuda en la cocina durante los calurosos días de las sesiones fotográficas y por aportar soluciones cuando las recetas no nos seguían el juego.

A Georgie Day: gracias por todos los viajes al supermercado en los países extranjeros; por nuestras interminables conversaciones sobre comida y por ser mi orientador, mi probador de recetas y mejor ayudante de cocina. Allá donde estemos, tu exuberante energía llena cada cocina de buenas vibraciones y grandes conversaciones. Me siento muy afortunada por haberte encontrado y espero seguir contemplando tu trayectoria y ver adónde nos lleva nuestra siguiente aventura.

A Tom: gracias por darme valor y fe cuando me faltaban. Por ser el hombre que eres, cada día sin desfallecer; por escribir los capítulos de una vida conmigo y darme todo lo que siempre deseé y más.

Y a todos los lectores: este libro es para ustedes. Sin su apoyo y entusiasmo con mi primer libro, hoy no estaría aquí. Gracias por todos los comentarios y ánimos de estos últimos años. Me siento honrada de entrar en sus cocinas con estas recetas, y les deseo salud y serenidad mientras avanzan por el camino vital. Gracias por permitirme formar parte de él.